中野信子

脳内麻薬

人間を支配する快楽物質
ドーパミンの正体

GS
幻冬舎新書
334

はじめに

「快楽」と聞くと、反射的に「いけないこと」というイメージを持たれる方が多いのではないでしょうか。

ではその「快楽」とはどういうものでしょう。

まず、食欲や性欲など、生物的な欲求を満たすことで得られる「快楽」があります。高価な美食を追求したり、風俗店に足繁く通ったりするのがわかりやすい例でしょうか。

また、アルコールやタバコ、麻薬や覚醒剤など、特定の物質を摂取することにより得られる快楽もあります。さらには、買い物やギャンブル、コンピュータゲームやSNS、チャットなど、いわゆる趣味的なものに「ハマる」ことも、一種の快楽でしょう。

程度の差こそあれ、これらは、私たちが人生の目的を達成する妨げとなる存在であるとお考えの方も多いと思います。

ところがこの両者――人生の目的のために真摯に努力することと、快楽に我を忘れること――には、同じ脳内物質が関わっているのです。

何かを成し遂げ、社会的に評価されて喜びを感じるとき、友人や家族や恋人から感謝やお祝いの言葉を聞いて幸福感に包まれるとき、私たちの脳の中では、快楽をもたらす物質「ドーパミン」が大量に分泌されています。

この物質は食事やセックス、そのほかの生物的な快楽を脳が感じるときに分泌されている物質、またギャンブルやゲームに我を忘れているときに分泌されている物質とまったく同じなのです。これは一体どういうことなのでしょう。

ご存じのように、ヒトという生き物は大脳新皮質、つまり「ものを考える脳」を発達させることで繁殖に成功してきました。

狩りをしたり、植物の実を食べたり、繁殖期に異性を見つけて交尾したり、今を生きるために必要なことならほかの動物にもできます。

ところがヒトという種は、遠い将来のことを見据えて作物を育てたり、家を建てたり、さらには村や国を作り、ついには何の役に立つのかわからない、科学や芸術といったことに懸命に力を注ぐような生物です。そういった、一見役に立つかどうかわからなそうな物事に大脳新皮質を駆使することで結果的に自然の脅威を克服し、進化してきた動物がヒトであるともいえるでしょう。

こうした知能的行動は「目の前の餌を食べたい」という欲求と、時にはぶつかり合います。やるべきことはわかっていても、生理的欲求には逆らいにくいものです。

その葛藤を克服するために、ヒトの脳は快楽物質という「ご褒美」を用意し、遠い目標に向けて頑張っているときにそれが分泌されるしくみを築き上げたのではないでしょうか。つまり快楽とは、ヒトが目的を達成するための妨げになるものではなく、給料や昇進という報酬がなかった原始時代から、ヒトの脳が用意した「頑張っている自分へのご褒美」なのです。

このご褒美は時には生理的欲求を打ち負かすほどのものですから、非常に強力です。一つ間違うと、頑張らずにご褒美だけ求めるようになります。

これが依存症や薬物中毒です。中毒を起こすのは麻薬や覚醒剤だけではありません。アルコールやニコチンはもちろん、現在「合法」とされている薬品にも大麻より強い依存性が見られるものがあります。さらにギャンブルや買い物といった、薬物ともアルコールとも関係のない行動をとるときにも、そのときに分泌される快楽物質への依存症に陥る危険があるのです。

これはヒトがヒトとして、つまり前頭葉を駆使して生きていく上での宿命だともいえるでしょう。動物に戻ることができない私たちは、快楽のしくみを知り、それをコントロールすることを学ばねばなりません。

この本ではこの「快楽という自分へのご褒美」と、その源になっている化学物質（脳内麻薬）の働きについて、様々な事例を交えて解説していきます。この本がみなさんの幸せな人生に少しでも役立てば、とても嬉しく思います。

中野信子

脳内麻薬／目次

第2章 脳内麻薬と薬物依存 41

第4章 社会的報酬 125

第1章

快感の脳内回路

快感の源、ドーパミン

私たちの脳が快楽を感じる直接の源となっている物質が、俗に「快楽物質」と呼ばれる「ドーパミン（Dopamine）」です。

まだ完全に解明されたわけではありませんが、次のようなとき、ヒトの脳の中にはドーパミンが分泌されていることがわかっています。

＊楽しいことをしているとき
＊目的を達成したとき
＊他人に褒められたとき
＊新しい行動を始めようとするとき
＊意欲的な、やる気が出た状態になっているとき
＊好奇心が働いているとき
＊恋愛感情やときめきを感じているとき
＊セックスで興奮しているとき

＊美味しいものを食べているとき

このリストを見ると、なんだか、私たちの人生の良い部分すべてがドーパミンに関係しているようです。ドーパミンが「快楽物質」と呼ばれる理由がおわかりいただけるのではないでしょうか。

ドーパミンは何をしているのか

難関大学の入学試験や、医師の国家試験に合格するために、多くの人が何年もの間、地道な努力を続けています。これはほかの動物には見られない、人間だけの特性ですよね。

例えば、ライオンは2年間同じシマウマを追っかけまわしたりしません。猛禽《もうきん》類といわれるタカやワシも、一晩中同じネズミを付け狙ったりはしないのです。

そもそも勉強や研究などという、目に見える直接的な報酬がない行為を地道にやり続けられるのは、人間だけなのです。

このような努力を続けている人に「なんでそんなことをするの？」と尋ねると、時々思いがけない答えが返ってくることがあります。「楽しいから」「毎日やっているから苦にならない」などです。

そう答えるタイプの人は、決して「いい格好」をしようとしてそう答えているのではなく、実際にそのように感じているのです。ここにもドーパミンが関与しています。

「頑張っている自分へのご褒美」であるドーパミンがうまく働いている限り、私たちの脳は頑張って何かを達成することに快楽を感じ、結果として、程度の差はありますが、努力を続けることができるのです。

三田紀房さんの漫画『ドラゴン桜』は、1年で東大に合格する勉強法を扱った作品ですが、その中に面白いシーンがあります。

主人公の教師が生徒に勉強する習慣を身につけることについての説明をしているのですが、そのときの彼の言葉は「歯を磨かないと気持ちが悪くて寝られないだろ？　それと一緒だ。勉強しないと気持ちが悪いと感じるようになれ。そうすれば勉強することは特別じゃなく日常の習慣になる」というものです。

これは「努力とご褒美の習慣化」ということをうまく言い表していると思います。勉強に限らず、スポーツジムで鍛錬するとか、ひと月にいくらか貯金するとかいった長期間の努力を要する作業は、たいてい始めるときが一番困難です。私たちの脳が「努力とその結果与えられるご褒美」を覚える、つまり習慣づけてしまえば次第に楽になり、最後は特に苦しいとは思わなくなるのです。

私たちはドーパミンの助けで個体としての生をまっとうし、種としての生を存続させているといっても過言ではありません。

もちろん、一化学物質であるドーパミンが、意志を持って私たちを操るわけではありません。しかし、私たちの大脳は、中脳から送られてくるこの物質の助けなしには、物事を決めたり、繰り返し実行したりすることができないしくみになっているのです。

1時間に7000回もレバーを押すネズミ

ドーパミンの研究のきっかけになったのは、前世紀の中頃に行われたある実験でした。科学の世界ではよくあることですが、まったく違う実験の最中に、ひょんなことからドーパミンの存在が確認されたのです。

1953年、カナダのマギル大学でジェイムズ・オールズとピーター・ミルナーという2人の研究者がラットを使った実験をしていました。ラットの脳に電極を埋め込む手術をして、手術の傷が治ってから、そこに電気刺激を与えるという実験です。ラットの脳のいろいろな部分を刺激して、その反応を見るわけです。

問題の現象は彼らが中脳を狙って電極を差し込み、それを刺激したときに起きました。実はそのときの電極は、狙った場所から少しずれたところに届いていました。

彼らはそれを知らないまま、ラットが飼育容器のある場所（A）に近づいたときに、電気刺激を与えました。するとラットはその（A）という場所に興味を示しているように見えたのです。彼らはラットの好奇心の中枢のようなものを見つけたのではないかと考えました。ところが、別の場所（B）にラットが近づいたときに電気刺激を与えると、ラットは今度は（B）の場所に執着するように見えました。

こうして電気刺激を与えることで、飼育容器のどの場所にもラットの注意を向けさせることができるようになりました。彼らはこの結果は「ラットがその場所に興味を持っている」ことを示している、と誤解していました。

それは当時の脳科学に「快楽を感じるしくみ」という考え方がなかったことが原因です。2人の研究者はそれに気づかないまま、決定的な実験を始めました。

彼らは容器にレバーを付け、そのレバーをラットが押すと脳に電流が流れるように工夫したのです。

その結果は劇的なものでした。ラットは1時間に7000回もの猛烈なペースでレバーを押したのです。こうなると「ラットがレバーに興味を持っている」という解釈は成り立ちません。ラットが刺激されたのは好奇心の中枢ではなく、快楽のしくみ、現在「報酬回路」と呼ばれているものだったのです。

「ご褒美」は本能に打ち勝つ

そのことを知った2人の研究者は、ラットのレバーを押す欲求がどれほど強いかを調べてみました。その結果は驚くべきものでした。空腹な状態にしても、ラットは食べ物に目もくれずレバーを押しました。喉が渇いていても、近くに発情期の異性のラットがいても、レバーを押し続けました。脳内の快感は、食欲や性欲といったもっとも基本的な生理的欲求より強かったのです。

それどころか、レバーに近づくと肢《あし》に電気ショックという「罰」を与えるようなしくみを作ってもラットはそれを無視し、子供を産んだばかりの母親のラットは赤ん坊を放置してまで、レバーを押し続けました。

ひどい例になると24時間にわたって1時間あたり2000回のペースでレバーを押すラ

ットもいました。

これが脳の中に「自分にご褒美をあげるシステム」があることをうかがわせる最初の発見でした。オールズとミルナーは偶然、そのシステムを刺激してしまったのです。

初めに述べたように、自分へのご褒美は、空腹や喉の渇きなどいろいろな辛さに耐えて頑張ったときにも働く必要がありますから、時には生理的欲求にさえ、打ち勝つように作られています。その恐ろしく強い快感のご褒美が、レバーを押すだけでもらえることに気づいたラットは、死ぬまでそれを押すようになったのです。

報酬系の発見

しかしラットはあくまでネズミの一種です。わかるのはラットがレバーを押し続けているという事実だけで、実際に何をどう感じているかは知る由もありません。

そこで別の研究者たちは人間に同様の実験を行ってどのような感覚が生じるかを、調べる実験を計画しました。

現在ではこのような実験は倫理委員会にまず認められませんから、まともな研究機関では実施できません。しかし当時はそれほど厳しい決まりはなく、病気の治療という形で様様な人体実験に近い研究がなされていました。

有名なのはオールズとミルナーの実験の20年前に行われた、ワイルダー・ペンフィールド博士の実験でしょう。彼はてんかんの治療として局部麻酔した患者の頭蓋骨の上半分を取り去り、露出した脳のいろいろな部分を電極で刺激しながら、そのとき感じることを患者から聞き出したのです。こうして運動野や感覚野などに脳の機能が分散配置されていることが突き止められました。

アメリカのチューレーン大学のロバート・ガルブレイス・ヒース教授は精神科の入院患者の治療として、脳に埋め込んだ電極を刺激する研究をしていました。

彼はあるとき、24歳のうつ病にかかった男性の脳に埋め込んだ9つの電極を刺激する実験を行いました。患者が快感を報告したのは、教授が「中隔」という、脳の隙間の部分に届くように埋め込まれた電極を刺激したときでした。教授はその患者に自分で電極を刺激することのできるボタンを手渡しました。すると彼はまるで現在のビデオゲームに夢中になった子供がやるように激しくボタンを押し始めたのです。これはオールズとミルナーの実験のラットと同じ反応です。

これに続く一連の実験から、脳内に非常に強い快感を呼び起こすしくみがあることが明らかになってきました。報酬系の発見です。

神経と脳

ドーパミンは高校の生物の授業で学ぶノルアドレナリンやアセチルコリンと同じく興奮性の神経伝達物質の一種です。実は、アドレナリンやノルアドレナリンはドーパミンから作られます。しかし、高校ではドーパミンについて、学習しません。なぜなら交感神経系の伝達物質やホルモンとしても働くアドレナリン、ノルアドレナリンに対して、ドーパミンは中枢神経系、それも脳の中だけで働く神経伝達物質であり、高校の生物では脳の中のことは学ばないからです。ではドーパミンは脳の中で具体的に何をしているのでしょうか。

ここで私たちの脳の作りを簡単に説明します。

脳は普通、次ページの図のように6つの部分に分けられます。右下から順に説明すると、運動やバランスを司るのが小脳です。脳の中央部から下部にかけては「脳幹」と呼ばれ、間脳・中脳・橋・延髄の4つの部分からなり、私たちが意識しなくても体の状態を保ってくれる自動制御装置として働いています。そして私たちの意識や感覚は、脳の中で最大の部分である大脳で生じるとされています。大脳でもっとも高度な働きをしているのが前頭

図1　**脳の正中断面図**

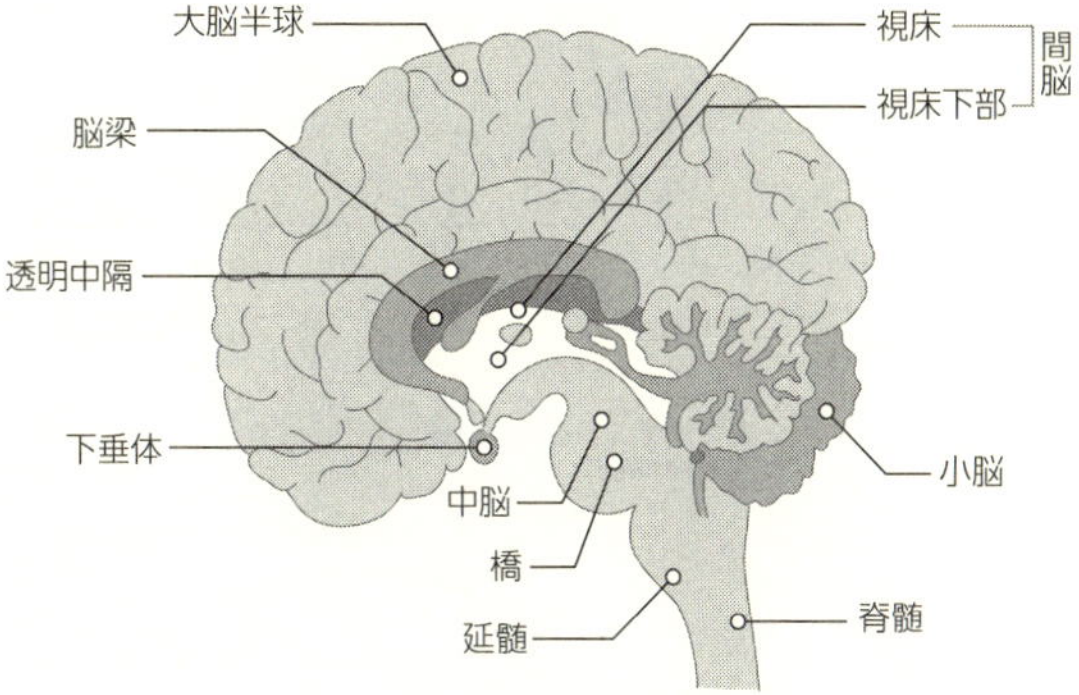

図2　**大脳皮質の分類**

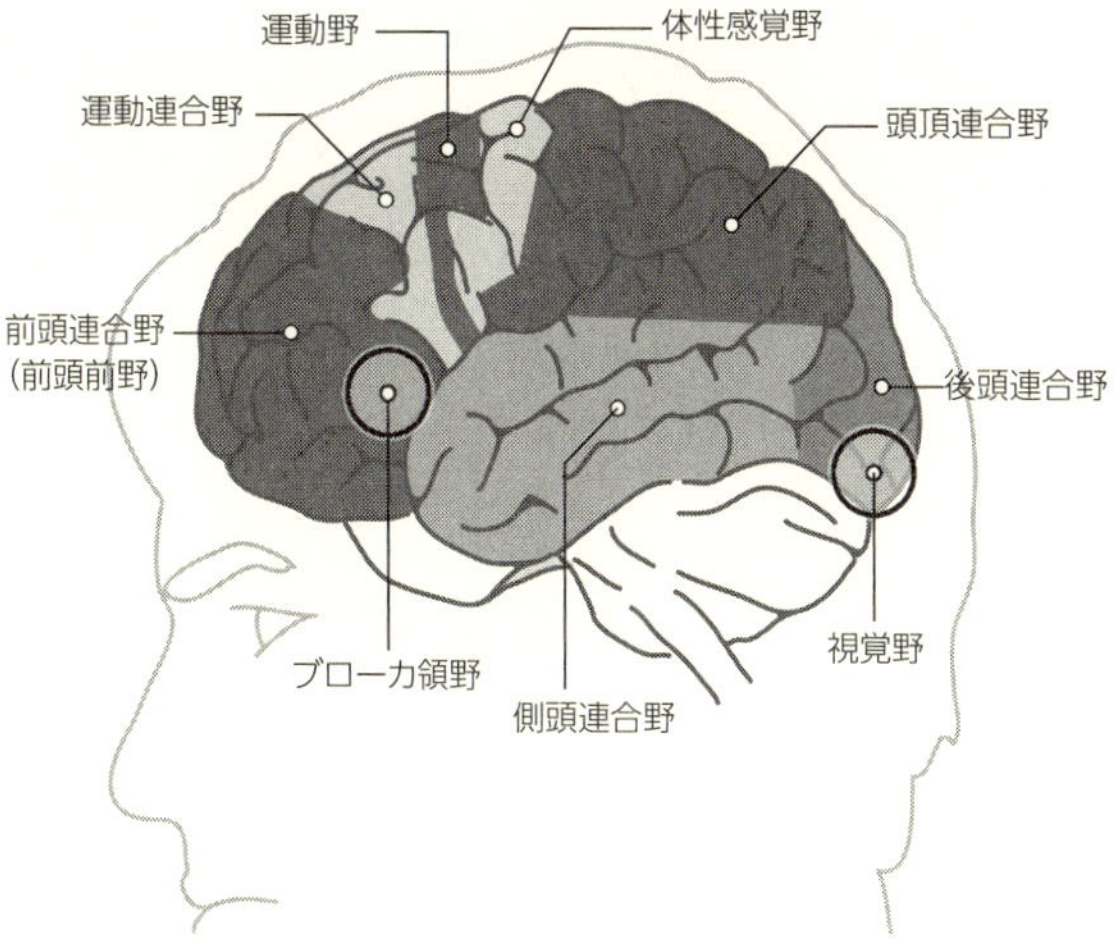

図3　神経細胞の構造

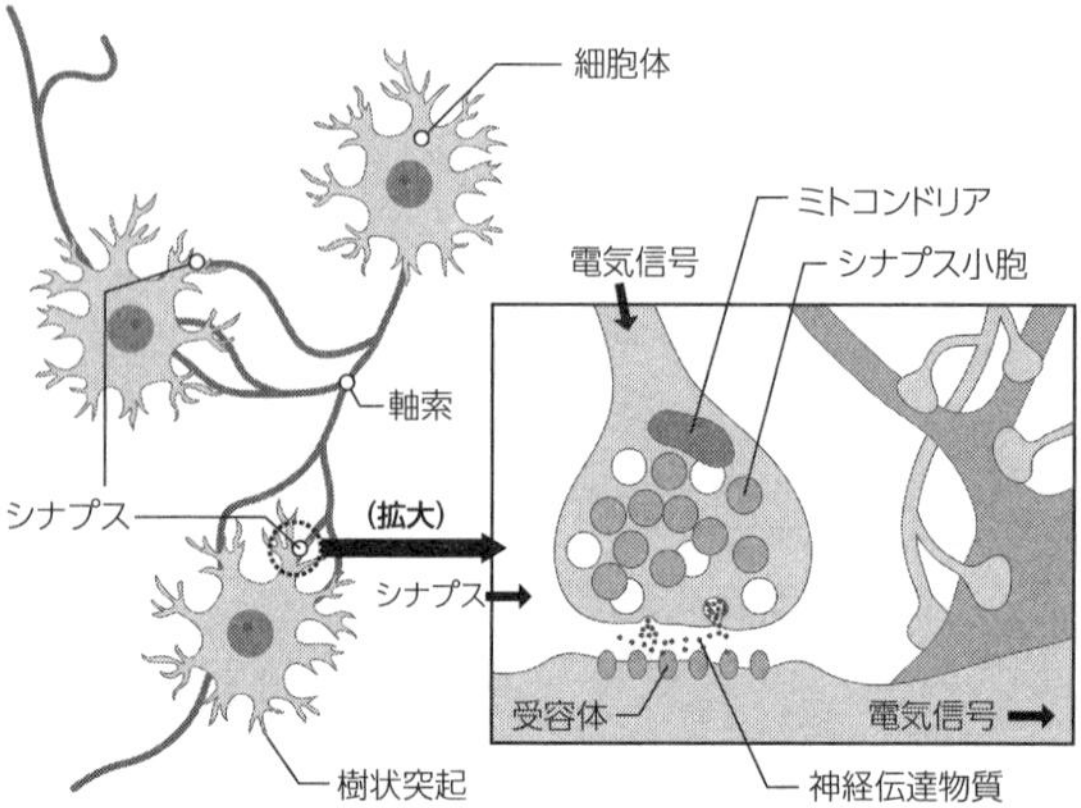

連合野というところです。これからしばしば出てくるのでちょっと頭の片隅に置いておいてください。

私たちの脳や体の各部の神経は、神経細胞でできています。

脳の中には大脳だけでも140億個以上、脳全体では1000億個を超える神経細胞がひしめき合っており、その一個一個の神経細胞がまたほかの多数の神経細胞とつながっています。今「つながっている」と書きましたが、多くの場合、特に脳の中では、神経細胞同士は直接つながっているわけではなく、「(化学) シナプス」と呼ばれる構造で接しています。

神経細胞から出ている紐のような突起を軸《じく》

索《さく》といいますが、この軸索が細かく枝分かれをしてほかの神経細胞に接触し、シナプスを作ります。シナプスは非常に多くて、1つの神経細胞は約1万個のシナプスによって約1万個の神経細胞と接しています。神経伝達物質とは、このシナプスの片側から放出され、もう一方で受容される（受け取られる）物質です。神経の情報が軸索を通って電気信号として送られシナプスまで到達すると、神経伝達物質が放出され、受容側の細胞に受け取られることで信号が伝えられるのです。

神経伝達物質の2つの働き

このような神経伝達物質は、100種類以上あると推定されています。1つの神経細胞は基本的に1種類の伝達物質しか放出しません。しかし受け取る側の神経細胞は、つながっている多数の神経細胞から、様々な伝達物質を受け取ります。このときやり取りされる100種類以上の神経伝達物質は、その働き方から「興奮性」「抑制性」の2種類に分けられています。

ここで「興奮」という言葉が使われていますが、人の心の興奮とは直接関係ありません。神経が興奮するということはその神経細胞が電気的に変化するということで、「発火する」「活動電位が生じる」ともいわれます。

興奮性の神経伝達物質とは、その物質を受け取った細胞に興奮を生じさせる性質を持った物質です。抑制性の神経伝達物質は、その逆に受容側の神経細胞の興奮を抑える働きがあります。受容側の細胞には興奮性や抑制性の様々な神経伝達物質が届きますが、それらを総合して興奮性の神経伝達物質が優《まさ》ればその細胞は興奮するというわけです。

最近の研究の成果によって、この神経細胞のつながり方が次第に明らかになってきました。

特に脳幹と大脳の各部を結んでいるのは、脳幹にある「神経核」と呼ばれる多数の神経細胞の集合体から伸びる軸索です。神経核は、分泌する神経伝達物質の種類によって数種類に分けられます。

まず、脳の中に左右対称に分布している3系列の神経核から出る神経のうち、A1～A7と名付けられた神経はノルアドレナリン、A8～A16はドーパミン、B1～B9はセロトニン、C系列のC1～C3はアドレナリンを分泌します。さらに別系統の縫線核《ほうせんかく》というセロトニンを分泌する神経の集まりもあります。

報酬系の中心となる神経は、ドーパミンを分泌する神経、A10です。A10は中脳の腹側《ふくそく》

図4 大脳辺縁系

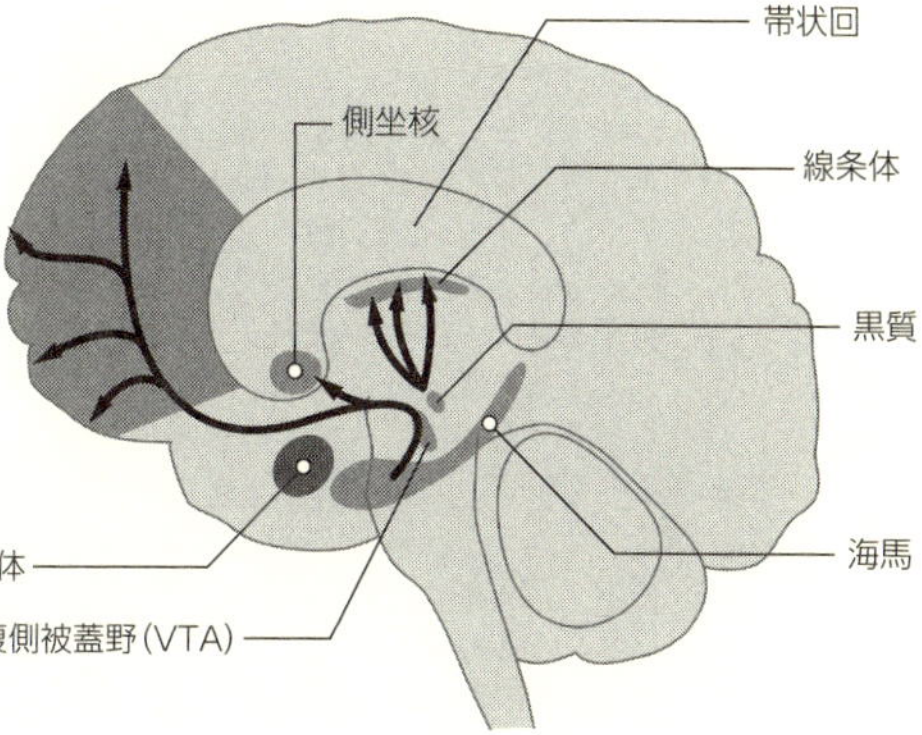

被蓋野《ひがいや》（VTA）という部分から出て、脳の各部に伸びています。

A10が伸びている先、つまりドーパミンを受け取るのは、前頭連合野、扁桃体《へんとうたい》、側坐核、帯状回、視床下部、海馬《かいば》です。これらはすべて、快感に関係する脳の各部分とほぼ同じです。

A10が活性化するとこれだけの部分がドーパミンを受け取るのです。まさにA10は快感を運ぶ神経といっていいでしょう。

快感をコントロールする2種の神経

しかし神経というものは放っておいて突然動き出すものではなく、刺激を受けて初めて活動するものです。A10もその例に漏れません。

　ではＡ10に刺激を送っているのはどの場所でしょう。それこそが私たちの脳の中で快感をコントロールしているところです。それは2つあります。

　1つは前頭連合野、つまり知的活動の中枢です。ここから伸びている神経はＶＴＡに興奮性の神経伝達物質グルタミン酸を送り込みます。この物質はＡ10を興奮させます。

　もう1つは側坐核というところで、これはまさに快感の中枢です。ここから伸びている神経はＶＴＡに抑制性の神経伝達物質ＧＡＢＡ（γ《ガンマ》-アミノ酪酸）を送り込みます。この物質はいわばブレーキの役割をしており、Ａ10の活動を抑えます。

　ここでいう快感はマッサージを受けたときの気持ち良さやお風呂に入ったときの解放感とは違うもので、何かを達成したり何かに夢中になったりしたときのものです。それらには感覚神経から直接来るものではないものも含まれます（パチンコや買い物にはマッサージのような心地良さはありませんよね）。何か喜ばしい体験・経験があったとき、それは前頭連合野で受け取られ、その反応がＶＴＡに伸びる神経を活動させ、ＶＴＡを活性化させます。ＶＴＡはＡ10神経を使って前述の脳の各部分にドーパミンを送り届けます。これが快感を生むのです（実際にオールズとミルナーが歴史的な実験で誤って電極を差し込んだ場所は、この神経を刺激するのに最適の場所だったことがわかっています)。

特に側坐核がドーパミンを受け取ることが快感の中心だと考えられています。それだけではなく側坐核はVTAの活動を抑制する働きもあります。

さらに、この好ましい経験はドーパミンを受け取って活性化された脳のメモリー――海馬に蓄えられ、次に同じような状況が来たときにより速いドーパミン放出が起こるようになります。これが〝期待の快感〟です。一度食べて美味しかったものに対する食欲は、食べたことがなかったときより大きくなりますよね。つまり報酬系とは、脳の1つの場所にあるものではなく、様々な機能を持った脳の各部のネットワークなのです。

このような複雑なものが、進化という偶然の積み重ねで出来上がるなんて、とても不思議ですが、実は報酬系はヒトやサルやネズミのような高等動物のみが持っているわけではありません。例えばC・エレガンスという体長1ミリほどの線虫(ハリガネムシなどの仲間)の300本ほどしかない神経細胞の中にも、報酬系の基礎のような回路が見られるようです。

ドーパミン過剰・不足になると

ドーパミンは前頭前野を興奮させ、意欲的にさせる物質ですから、大量に分泌されると過剰な興奮が生じます。その結果以下のような症状が起きると考えられています。

（1）興奮状態になり、時には攻撃的になる
（2）アルコールやタバコの依存症や過食など、ある種の行動がやめられなくなる
（3）幻覚を見たり、妄想を抱いたりする（統合失調症）

依存症については第2、3章で詳しく扱いますが、重要なことは、依存症は決して心の弱さといったものが原因ではなく、脳内の物質の異常から来る病気であるということです。

一方、ドーパミンが不足すると、例えば次のような症状をもたらします。

（1）意欲や興味、好奇心などが減退し、無気力な状態になる
（2）パーキンソン病（第2章で詳述）

また、うつ病のように、ドーパミンとの関係が疑われている病気もあります。私たちがこのような事態を避け、自分へのご褒美である快楽物質をコントロールするためには、これらの病気のしくみを詳しく知る必要があります。

もう一つの欲求・苦痛の減少

今まで「快楽」をもたらす物質・ドーパミンについてお話ししてきましたが、私たちが生きる上でもう一つ、快楽と同じくらい重要な感覚があります。それは苦痛です。

四苦八苦という言葉があるように、痛みや苦しみは嫌なものだ、生きていく上でなるべく痛みや苦しみを味わいたくないというのは誰もが持つ感情でしょう。いかに嬉しいことがあっても、体が不調だったり大怪我をしたりしていたのでは喜びも半減してしまいます。なぜ私たちは苦痛などというものを感じないといけないのでしょうか。

痛みの感覚には多くの種類がありますが、その目的は体に迫っている危険を知らせることです。怪我をして傷口が開いていることに気づかなければ、傷はどんどん悪化していきます。傷の痛みによって体に傷ができたことがわかれば、手当てする、安静にする、傷の部分を刺激しないようにするなどの方法で回復を図ることができます。痛みとは私たちの体が発する危険信号なのです。

しかし痛みがいかに大切なものであるといっても、手当てをした傷がいつまでも痛み続けるのは辛いものですし、内臓や頭の痛みなどが耐えられなくなると食事や睡眠が妨げられてしまいます。こうなると私たちを助けてくれる危険信号が私たちの体にストレスを与えるようになり、実際に心拍数が増えたり血圧が高くなったり呼吸が乱れたりといったストレス反応が生じます。さらには「複合性局所疼痛症候群」という、痛みによるストレス反応が新たな苦痛を生むという悪循環を招き、耐えられないほどひどくなります。

苦痛を和らげる快楽物質、オピオイド

その苦痛を和らげる快楽物質が、「オピオイド」です。

オピオイドは1種類の化学物質ではなく、エンドルフィン類、エンケファリン類などに分類される物質をまとめて表す言葉です。私たちの体の中で作られるものも、そうでないものもありますが、麻薬と同じような作用があるものが多く、「脳内麻薬様物質」つまり脳の中で麻薬のように働く物質とも呼ばれます。オピオイドの「オピ」はアヘンを表す「オピウム」から来ています。

ここでオピオイドを取り上げる理由は、おもな働きが痛みの緩和、つまり「鎮痛」だからです。オピオイドには傷をふさいだり体内の炎症を治したりする作用はありません。それらが原因で生じる危険信号である「痛み」が体を痛めつけるほどに強くなるのを防いでくれるのです。

実際にオピオイドは医療の分野でなくてはならない鎮痛剤になっています。傷の痛み、手術中や手術後の痛み、出産に伴う陣痛、ガンによる痛み、そして神経が損傷されたときの痛みなど、多くの痛みを和らげるのにオピオイドは大変有効なのです。

医学的に使われるオピオイドの代表例がモルヒネでしょう。モルヒネという名前はギリシャ神話の夢の神・モルフェウスに由来しています。

モルヒネはアヘンの成分を精製して作ります。強い耐性と依存性がある麻薬でもありますから、もちろん勝手にモルヒネを摂取することは禁じられています。もともとアヘンには鎮痛作用があることは知られていましたが、約200年前にモルヒネの精製に成功し、さらに強力に痛みを取り除いてくれることが判明しました。

それ以来モルヒネは戦場で大怪我をした兵士や末期ガンに苦しむ患者の耐え難い痛みを取り除くのに役立ってきました。ただ同時に、モルヒネの禁断症状に苦しむ多数の中毒患者をも生み出してきたのです。また、モルヒネから合成されるヘロインは「薬物の王者」と呼ばれる、非常に強い麻薬です。

モルヒネは覚醒剤のようにドーパミンの作用を強めるのではなく、神経に直接作用します。

これは重要なことで、毒・薬にかかわらず、ある物質が少量で私たちの特定の細胞に作用するためには、普通その細胞にその物質を受け入れる受容体がなければいけません。どんなに強力な物質でも、受容体がないと相手の細胞に入り込んで作用することはできないのです。モルヒネが私たちの体の細胞に作用するということは、その細胞にモルヒネの受容体があるということです。不思議ですね。なぜ私たちの細胞は、麻薬を受け入れる受容体を持っているのでしょう。

自分の体から分泌され、自分の体に効く脳内麻薬

このモルヒネを受け入れる受容体がまさしく脳にあることが発見されたのはわずか40年前の1973年です。

発見者はキャンディス・B・パート女史。彼女は落馬事故の痛みでモルヒネを用いたこ

とがきっかけでその作用に興味を持ち、大学の医学部に進んで研究を続け、ついにマウスの脳にモルヒネの受容体があることを発見しました。

しかし、謎はさらに深まります。その受容体は、何を受け取るために脳の中に存在しているのでしょう。

受容体の発見から2年後、この謎を解いたのがスコットランドのジョン・ヒュージ教授です。彼はブタの脳の中に存在していたエンケファリンというモルヒネに似た働きをする物質を発見しました。これが動物の体内で生み出される脳内麻薬の初めての発見です。

オピオイドの受容体は脳にだけあるのではありません。意識としての痛みは脳で起こるのですが、痛みの感覚は全身の神経から伝えられてきます。だからこの受容体も中枢神経や末梢神経に広く分布していることがわかってきました。これらの受容体にオピオイドが届くと、その神経は痛みの刺激を伝えにくくなります。

また、痛みの刺激を脳に伝える神経が一番多く通っているのは、背骨の中の脊髄です。脊髄は全身から脳へ向かう神経と脳から全身に向かう神経が集まって束になっているものですが、ここに脳から痛覚抑制系といわれる痛みの感覚を抑制する神経が伸びてきています。オピオイドは脳に働くことでこの痛覚抑制系の神経を活動させ、痛みを和らげることも知られています。

鎮痛作用以外にオピオイドにはいろいろな副作用があります。麻薬として意識に与える精神作用もその一つですが、ほかにも、鎮静作用、呼吸抑制、催吐作用などが知られています。中でも面白いのはβ-エンドルフィンというオピオイドの作用です。これは前の節でお話しした、人が苦しいことを続けることができる理由にも関係しています。

ランナーズ・ハイとオピオイド

みなさんは「ランナーズ・ハイ」という言葉をお聞きになったことがありますか？

「長時間のランニングなどの際に経験される陶酔状態」とされています。

この現象を初めて報告したのは『エアロビクス』（1968年）の著者、ケネス・H・クーパー博士であるとされています。走るという行為には特に関係なくて、長時間の運動であれば水泳でも自転車でも起こるはずなのですが、ランナーの方からの体験談が多いからか、こういう名前で呼ばれています。実際の体験談を読むと、わりに簡単に体験できるという方から相当頑張らないと無理とか20年で数回という方までバリエーションがあります。

有酸素運動を始めて10分ほどでスーッと楽になります。あれは呼吸や循環といった体のしくみが運動量の急増に追いついた状態、つまり俗にウォームアップと呼ばれるものでランナーズ・ハイとは異なります。

いろいろな方の体験を総合すると、ランナーズ・ハイが訪れるのは運動時間で30分以上、運動量で5000〜1万メートルは走る必要があるということです。しかもその人の限界に近いペースで走り続けないとなかなか訪れてくれないようです。

それもそのはず、ランナーズ・ハイもオピオイドによる現象なのです。

限界に近い運動を続けるのは苦痛です。脳はこの苦痛を和らげるためにオピオイドを分泌し、その鎮痛作用を利用するのですが、そのとき同時に幸福感や爽快感が訪れるようです。経験された方は「この道をずっとどこまでも走り続けられるような気がする」と述べています。このとき利用されるオピオイドが「β《ベータ》−エンドルフィン」だとされています。

この物質は先のヒュージ教授のエンケファリンとほぼ同時に発見されたオピオイドで間脳から神経を通って中脳中心灰白質というところに分泌されます。

「エンドルフィン」とは「エンド」（体内で生じるものの意味）と「ルフィン」（「モルヒネ」の「ルヒネ」＝部分）の合成語なのですが、その作用は本家のモルヒネの6・5倍とされる強力なものです。

これらの物質が走り続ける苦痛を和らげてくれるわけですが、モルヒネと同様な物質が頭の中に分泌されるのですから、何度も繰り返すとやはり中毒になります。

これはジョギング中毒とかランニング依存症というもので、体調が悪くても毎日毎日憑かれたように走り続けるのが特徴です。本当に体を壊してしまい、走るのを休むと麻薬の禁断症状に似た症状が現れ、罪悪感にふさぎ込んだり自分を責め続けたりすることもあります。

脳内麻薬に頼りすぎることは麻薬と同じ危険を招く可能性がある、ということは知っておいてよいかもしれません。

第2章

脳内麻薬と薬物依存

患者数のもっとも多い病気、依存症

快感を支配する脳内の回路「報酬系」は、私たちの体が生存のために用意した「自分へのご褒美」です。大変魅力的なものですし、うまく働いてくれれば非常に便利な回路です。

しかし私たちの体のほかの部分も電気的・化学的なシステムですから、思いがけないことで設計通りに動いてくれないことがあります。

その一つが、本来の設計とは違う方法で「ご褒美」を得ようとする病気、「依存症」です。

依存症というのはＷＨＯが提唱して、比較的最近使われ始めた言葉で、以前は一般社会では「～中毒」などと呼ばれていました。

つまりそれほど重要ではないもの、または重要ではあるがそれほどの量・時間をかけなくてもいいことに対して「～がないと生きていけない」ように感じて、繰り返し接する状態を指します。

実はこれは患者数のもっとも多い病気なのです。例えば厚生労働省の推計では、喫煙依存症は日本に１３００万人もいます。

国際的な依存症の診断基準は、以下の6つです。

（1）対象への強烈な欲求・強迫感がある
（2）禁断症状がある
（3）依存対象に接する量や時間などのコントロールができない
（4）依存対象に接する頻度や量が増えていく
（5）依存のために仕事や通常の娯楽などを無視または制限する
（6）心や体に悪いことを知っていても続けている

この6症状のうち、過去1年以内に3つ以上を繰り返し経験したか、1ヶ月以上にわたって3つ以上の症状が同時に続いた場合、依存症と診断されます。

例えば強烈な欲求があり、やめられないというだけでは毎日の食事もそれに当たるかもしれません。多くの人が、食事をとらないと死んでしまうと認識もしています。

しかし一方、普通は食事を1日3回にコントロールできますし、食べる量が次第に増えていくこともありません。また多少グルメであっても社会生活ができないほど食事にこだわるということもありません。

もし、食事の量が極端に増え、生活費の大半を食費に使い、必要以上に食べては吐きを繰り返し、悪いとわかっていてもやめられないとしたら、それは過食症（摂食障害）という依存症なのです。

依存症の正体

依存症の人の依存対象は多種類あります。物質ではニコチンやアルコール、プロセスとしてはギャンブルやセックス、人間関係では恋愛やカルト宗教……これらには一見何の共通性もないように思えます。

例えばアルコールは脳の中に入っていく物質ですが、仮にこれが脳の中で依存症を起こすとして、ニコチンは同じことができるのでしょうか。まして恋愛やセックスは物質ですらありません。

つまり依存症の依存対象そのものには共通性がほとんどありません。しかし何の関係もないものが同じような症状を起こすはずはありません。実は一つだけ、重要な共通点があるのです。

その共通点とは、これらの依存対象に接しているとき、人の脳の中にはドーパミンが分泌されているということです。初めて依存対象に接したとき、「意識する脳」である前頭連合野がそれを好きかどうか判断します。

それが好きなものだと、第1章で述べたA10神経からドーパミンが放出され、脳は快感を覚えます。さらにこの結果は情報として海馬に記憶されます。

このようなことが起こる物質や行為は、すべて依存症の対象になる可能性があります。つまり依存の対象になりそうなものを、アレルギー物質のように日常生活から取り除いたところで、また新たな対象に依存してしまうということも考えられるのです。依存症は物質が起こすものではなく、脳自体の病気なのです。

こうして最初の体験が快感とともに記憶されると、「再びあの体験をしたい」と考えるようになります。

しかし日常生活で、ドーパミンが放出される状況は、なんら特別ではありません。そのたびに依存症になっていたら、世の中の人はすべて依存症になってしまいます。

そのために、ドーパミンとは逆の作用をするセロトニンなどの抑制性の神経伝達物質が過度な興奮を抑えてくれています。依存症の人の脳ではこうした神経伝達物質のバランスが崩れているのだと考えられています。

依存症が進む間に、もう一つ厄介なことが起こります。

例えばアルコール依存症ならば、その人はアルコールを飲むという刺激を何度も繰り返します。そうすると不思議なことに、今まで少し飲酒すればすぐに得られた快感が、あまり感じられなくなってきます。

これはドーパミンの受容体が減少することで起こると考えられていますが、その結果、快感を得ようとして、飲酒の量や頻度が増えていきます。アルコールだけでなく、ニコチン（タバコ）、コカイン、覚醒剤、過食症などでも同じことが起こります。

こうして体は刺激に何度もさらされるようになりますが、さらにこれが続くとドーパミンの放出側や受け取る側の神経細胞自体が変化してしまいます。その結果アルコールへの依存は脳の中に永久に記録されます。

以前、テレビドラマですが「アルコール依存症」が治って一滴も酒を飲まない生活を続けていた元患者が、些細なきっかけで酒を飲んでしまい、止まらなくなるというシーンがありました。この場合患者の脳神経にはもとに戻れない変化が生じていて、再びアルコールの刺激を受けていきなり依存状態に逆戻りしてしまったのです。

記憶はシナプスで作られる

さて、A10神経と報酬系への刺激が快感を作っていることは、第1章で説明しました。ではそれが依存症となる、つまり〝記憶〟されるのはどういうしくみでしょうか。

20世紀前半まで薬物依存に限らず、記憶一般が脳の中でどのようにして形成されるかは謎でした。

1966年、ノルウェーのテリエ・レモ医師が大きな発見をしました。シナプスの放出側（刺激を送る側）の神経を刺激すると伝達が起こり、受け取る側（刺激を受け取る側）の神経に刺激が伝わりますが、放出側の刺激を何百回も繰り返していると、だんだんと受け取る側の反応が大きくなってくるというものです。そして一度大きくなった反応はそのあともずっと大きいままであるということもわかってきました。

つまり、たった2個の神経が、情報を「記憶」することができるということです。

この現象は「長期増強」と呼ばれます。また抑制性の刺激についても「長期抑制」という同じような現象が認められています。

これらは脳の中の限られた領域だけでなく、どこでも起こる現象だということがわかってきました。

それはつまり、A10神経と報酬系においても起こることを意味しています。

依存性の薬物によって、VTAのA10神経を中心とする報酬系が活動し、快感が生じます。その体験は報酬系の各神経のシナプスに長期増強・長期抑制を形成するのです。薬物依存は薬物の摂取をやめても何年も残ることがあります。

このことは依存症が長期増強・長期抑制によって生じることを裏づけています。

実際、ラットがレバーを押したときにコカインを与える、という実験をしたところ、長期増強・長期抑制の発生を阻害する薬物を投与されたラットは、レバーをほとんど押しませんでした。

実際にラットのA10神経への伝達強度を測定してみると、1回のコカイン投与で長期増強が生じ、その効果は永続することがわかりました。これはコカインだけではなく、覚醒剤、モルヒネ、アルコール、ニコチンでも同じ結果でした。

では、ラットにコカインを与え続け、刺激を繰り返すとどうなるでしょうか。

今度はA10神経に対してGABAを放出して抑制する神経に、長期抑制が起こります。抑制神経が抑制されるわけですから、つまりはA10神経が活性化します。さらに刺激を続けると、こんどはA10神経が放出するドーパミンを受け取る側に変化が出てきます。ドーパミンに反応しにくくなるのです。

これは薬物に「耐性」ができることを意味します。こうなるとより大量の薬物を求めるようになり、日常生活でのほかの喜びからもたらされるドーパミン程度では、ほとんど反応しないようになります。これが薬物中毒患者の見せるうつ状態や倦怠感の本質だと考えられています。さらに与えていたコカインを突然中断する実験から、禁断症状に相当する神経細胞の不気味な変化（樹状突起が刺《とげ》だらけになり非常に敏感になる）も明らかになってきました。

依存症には3種類ある

依存症には、大きく分けて、次の3種類の依存対象があるとされています。

・物質への依存（ニコチン・アルコール・薬物・食べ物など）
・プロセスへの依存（ギャンブル・インターネット・セックス・買い物・仕事など）
・人間関係への依存（恋愛・カルト宗教・DV・虐待など）

ここからは、「物質依存」について、脳内で何が起こっているかを見ていくことにします。

アルコール依存が起こるしくみ

日本のアルコール依存症は230万人とも300万人ともいわれていますが、その中で入院して治療を受けているのは年間1万数千人にすぎません。つまりほとんどの依存症患者が何の治療も受けていないのです。

アルコール依存症は、その依存対象が麻薬や覚醒剤のように法律で規制されていないだけであって、薬物依存の一種であり、患者数から見て最大の依存症なのです。

この病気は「慢性（一度かかると治りにくい）」で「進行性（症状が次第に重篤になる）」の疾患であって、一度かかると完治することがほとんどなく、時には死を招くこともあります。

また、人格の変化を伴いますから家族や周囲の人々に強いストレスを与えます。治療には長期間の断酒が必要で、一見正常に回復したとしても一度の再飲酒ですぐに再発してしまう病気なのです。

アルコールすなわちエタノールの直接の作用は中枢神経に対する抑制作用です。神経の働きを弱くするわけです。なぜアルコールで酔っ払って暴れる人が多いかというと、抑制性の神経に対して抑制作用が起こるからです。つまり、アルコールは、脳のブレーキの働きをゆるめてしまうのです。

お酒を飲み始めて、血中のアルコール濃度が少しずつ上がると、衝動的な行為や、感情の抑制が利かなくなっていきます。このときうっかり、気になっている異性に過剰にベタベタしてしまったり、普段抱えているうっぷんを、上司に面と向かって言い放ってしまったりすることがあります。この時期の状態を発揚期といいます。

やがてもう少し濃度が上がると、意識や運動をコントロールしている神経も抑制され、刺激に対して反応しにくくなります。これを酩酊期といいます。

さらに濃度が上がると呼吸を含めた生命維持活動までが抑制され、ひどい場合には死に至ります（昏睡期）。

さて、この説明では、アルコールが脳の機能を麻痺させる、麻酔に似たような作用を持っていることはわかりますが、なぜ極端な依存症を引き起こしやすいのかについてはわかりませんね。

ジュース、紅茶、コーヒーなど、ほかにも美味しい飲み物はたくさんあります。産地名の付いた名産品や、高価な贈答品などとして売られているものもあり、中にはお酒より高価なものもあるようです。しかし紅茶やジュースの依存症というのはあまり聞きません。

お酒にも「美味しさ」があり、ワインや日本酒などの銘柄にうるさい人はたくさんいます。またビールなどでは「喉越し」の快感を訴える人も多いですね。

しかし、美味しいお酒ほど依存症になりやすいかというと、そうではありません。アルコールが依存症を招く原因は、味のせいではなく、アルコールという物質そのものの働きにあります。

実は、アルコールは味や喉越しを通して快感を与えるだけではなく、報酬系をじかに活動させるのです。

報酬系が活性化されると、ヒトが快感を覚えることはすでに述べた通りですが、前述したようにこの報酬系には、普段、GABA神経というブレーキが掛かっています。アルコールには、このGABAを分泌するGABA神経を抑制する働きがあるのです。

つまりアルコールがほかの飲み物に比べて特に好まれるのは、味がいいからではなく「ご褒美」のブレーキを弱らせて、ドーパミンをたっぷり分泌させるからなのです。

ところで、アルコールには強い人と弱い人がいます。それはアルコールを処理する酵素を持っているか持っていないかの違いです。日本人の45パーセントほどが遺伝的にアルコールに弱く、ほとんど受け付けない人もいます。

それでは、アルコール依存症にもなりやすい人となりにくい人がいるのでしょうか。

最近、ＲＡＳＧＲＦ２という遺伝子が、アルコールによるドーパミンの放出をコントロールしていることがわかってきました。

マウスの実験では、この遺伝子がないマウスはアルコールが切れても再度求めることはありませんでした。

またヒトの少年の例では、ＲＡＳＧＲＦ２に変異がある少年はそうでない少年より、習慣的に飲酒をしているという事実が明らかになりました。今後、この遺伝子はアルコール依存症になりやすい遺伝子として研究が続けられていくでしょう。

ニコチン（タバコ）依存症

ニコチンはアルコールとともに身近な依存性薬物の代表です。喫煙をやめたくてもやめられない人は、日本に１３００万人いるといわれています。

アルコール同様、肺ガンをはじめとする様々な健康被害が報告され、国によってはタバコのコマーシャルが規制されるほどの有害物質であるのに、いまだに喫煙をする人が多いのは、その依存性によります。禁煙の試みと失敗の繰り返しは一番身近な禁断症状の例でしょう。

ニコチンは脳幹網様体・大脳辺縁系に働きます。どちらも「意識しない脳」ですが、前者は呼吸や循環などの生命維持、後者は情動などに関わっています。

面白いことに、ニコチンはこれらの部位に対して、量が少ないと興奮性に、多いと抑制性に働きます。ぼんやりしているときにゆっくりタバコを吸うと頭を活性化させ、イライラしているときに吸うと急速に気分が落ち着くのです。

こうしたタバコの利点を知って喫煙を続けていると、ニコチンは報酬系を活性化させドーパミンを放出させる働きも持つので、快感とともに体験が脳に記憶され依存性が形成されていきます。

タバコがコカインなどの麻薬に比べて手軽な点は、その作用が喫煙開始後10秒程度で現れ、報酬系に達するまででも15秒しかかからないことです。

この作用は長持ちしないので喫煙者は吸っては吐きを繰り返しますが、その間ずっと快感の発生↓快感の喪失が繰り返されます。回数はタバコ1箱で200回にも及びます。喫煙者はその間ずっとニコチンの気持ち良さと切れたときのむなしさを実感し続けるわけです。こうしてもっとも身近な薬物依存が形成され、それがずっと残り続けます。

麻薬と脳の関係

ここからは、人体に大きな害を及ぼす「麻薬」が、脳にどういう影響を与えているのかを見ていきます。

広い意味での麻薬は、次の6系統に分けられます。

（1）ケシ（植物）↓アヘン↓モルヒネ↓ヘロイン
（2）コカ（植物）↓コカイン
（3）大麻（植物）↓マリファナ
（4）マオウ（植物）↓覚醒剤
（5）そのほかの植物
（6）化学合成麻薬　LSD、MDMAなど

次ページの表の右側の欄にそれぞれの薬物のA10神経への作用と依存性を示しておきま

図5　脳に影響を与える薬物等の種類と働き

薬剤名	性質	働き	A10神経への作用	依存性
覚醒剤(アンフェタミン)	興奮性	シナプスでのドーパミン掃除機を妨げ、ドーパミンが分泌されっぱなしにする	◎	◎
コカイン	興奮性		◎	◎
モルヒネ・ヘロイン	興奮性	抑制性の神経伝達物質GABAを放出している神経に作用し、GABAの放出を抑える。	◎	◎
大麻(THC)	興奮性		○	○
ニコチン	興奮性	興奮性の伝達物質グルタミン酸のVTAへの分泌を盛んにしてドーパミン放出を増やす。	○	◎
アルコール	興奮性	GABA神経を抑制してドーパミンの放出を促す	○	○
SSRI(抗うつ薬)	興奮性	セロトニンの「掃除機」にくっついて働きを妨げ、セロトニン不足を解消	×	×
LSD	幻覚性	—	×	×
ベンゾジアゼピン系抗不安薬	抑制性	抑制性の神経伝達物質GABAの「受け取り口」を開く頻度を増やし、精神を安定させる	×	○

した。これを見ると報酬系に作用する薬物は依存性が強く、そうでない薬物は依存性が弱いことがわかります。

ドーパミンを回収できなくする天然物質、コカイン

コカインは南米に自生するコカというお茶に似た植物から採れる天然物質です。その歴史は古く、紀元前から現在のペルーにあたる地域の人々が嗜好品として用いていたそうです。コカの葉を噛むとドーパミンの作用が強まります。

つまり、興奮作用があるのです。標高が高く空気の薄いこの土地では肉体労働は辛いものです。その辛さを和らげるために、鉱山の労働者などはコカの葉を噛みながら働きました。古い写真には重荷を背負って山道を歩く労働者がコカの葉を口にくわえて陶然としている様子が見られます。

コカの葉から得られる麻薬の作用は弱く習慣性もありません。ペルーやボリビアなど南米の国々ではハーブティーの一種として、コカ茶が日常的に飲まれています。ただし、日本を含む先進諸国は植物としてのコカすべての持ち込みや所持・流通を禁じています。

このコカの葉から19世紀の中頃に抽出された化学物質がコカインです。

コカインはアルカロイドと呼ばれる物質の一種です。アルカロイドとは生物が生産する化学物質のグループで、カフェインやモルヒネなど約500種の物質が含まれます。

コカインは抽出の成功によって大変広く用いられるようになりました。例えば清涼飲料の「コカ・コーラ」にも、かつては微量ながらコカインが含まれていました。コナン・ドイル原作の「シャーロック・ホームズ」シリーズにもホームズがアヘンとともにコカインを嗜《たしな》んでワトソン博士に止められたりする記述が見られます。精神分析の大家、ジークム

図6　ドーパミン分泌のしくみ

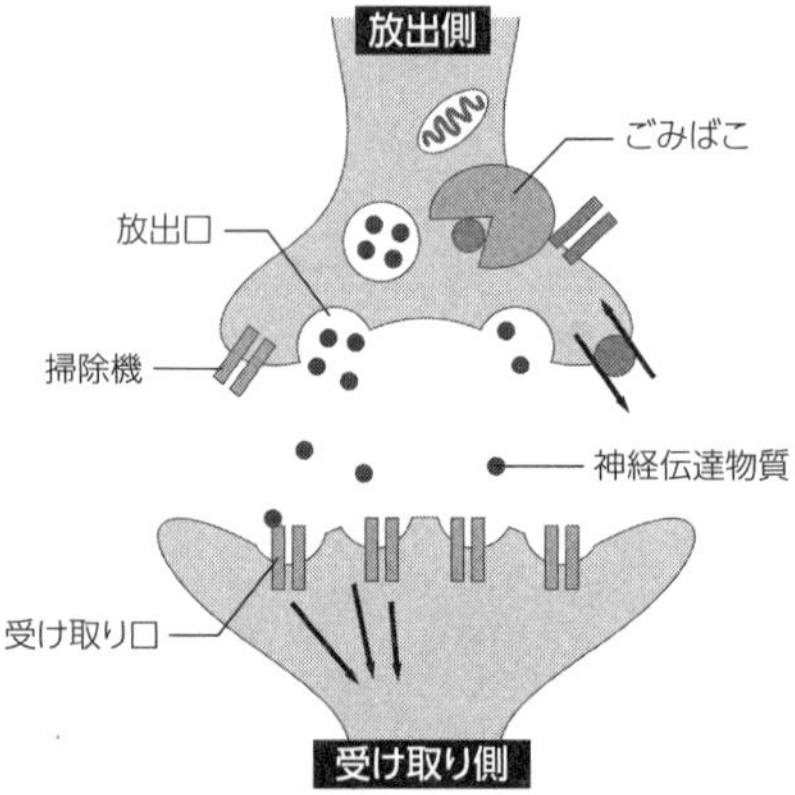

ント・フロイトも、コカをうつ病や無気力を防ぐ物質として服用を勧め、何人もの友人や患者をコカイン中毒にしてしまいました。

ではコカインはどうやって私たちの精神に作用するのでしょうか。その作用は簡単にいえばドーパミンの回収を妨げることです。

ドーパミンがA9やA10といった神経によって前頭連合野に送られ分泌されることは説明しました。その後ドーパミンはどうなるのでしょう。分泌されたドーパミンがいつまでもそこにあると、ドーパミンの作用は延々と続きます。つまりドーパミンを受け取る細胞は興奮しっぱなしになってしまいます。

それを防ぐために、神経の先には分泌した伝達物質を再び回収する「掃除機」のようなしくみ（トランスポーター）があるのです。

コカインはこの掃除機の働きを妨害します。つまりコカインを体に入れると、ドーパミンが分泌されっぱなしになるわけです。その結果、脳は興奮しっぱなしになり、「爽快な気分」などと表現される独特の快感が得られるのです。

脳に大量のドーパミンをもたらす、覚醒剤

覚醒剤は日本で禁止されている薬物の中では新聞などに登場することがもっとも多い物質でしょう。その正体はアンフェタミンまたはメタンフェタミンと呼ばれる物質でマオウ（麻黄）と呼ばれる植物から採れる物質を原料にして合成されます。

覚醒剤もコカインと同様、かつては禁止されておらず、日本でも第二次世界大戦終了直後には「ヒロポン」という商品名で堂々と販売されていました。もちろんその恐ろしい作用が明らかになった現在では「覚せい剤取締法」によってほかの物質より厳重に取り締まられています。

覚醒剤の働きはコカインと似ていますが、より強力です。特にA10神経に強く働き、コカインと同じくドーパミンの「掃除機」の働きを妨害するだけではなく、ドーパミンの放

出そのものも増大させ、大量のドーパミンが脳に溢れた状態をもたらします。その結果、覚醒剤の名前のもとになった強烈な不眠症をはじめ、食欲不振や血圧上昇、そして幻覚や被害妄想が起こり、その結果いろいろ不審な挙動が引き起こされます。

コカインや覚醒剤の怖さは「耐性」と「依存性」にあります。耐性というのはその薬物を使っているうちにだんだん効きが悪くなり、より多量の薬物を求めるようになることです。

依存症には、精神依存（その薬物の使用をやめようとすると強い不快感が生じてやめられない）と身体依存（その薬物の使用をやめると痙攣《けいれん》などの発作が起きる）があります。

覚醒剤には耐性を作りやすい性質と強い精神依存があり、どんどん薬の量が増え、経済的にも肉体的にも急速に破滅へ向かっていきます。そうなってしまえばもう自分の意思では覚醒剤をやめることができず、強制的な治療を受けなければなりません。

コカインや覚醒剤のもたらす快感はその物質がもたらすのではなく、ドーパミンがもたらす快感です。もともと私たちを努力させるためのご褒美であるドーパミンですから、それが大量に放出される誘惑に打ち勝つことは、私たちの脳にはできないのです。

天然の植物であるコカやマオウがこんな効果を持っていたのはまったくの偶然でしょう。

なぜならそのような物質があっても植物には何の得にもならず、逆に薬物を求める人間に刈り取られてしまうだろうからです。私たちにとっては極めて不幸な偶然ですが、事実を正しく知り、絶対に手を出さないことで中毒を予防できるのです。

アヘン生産の歴史

アヘン（阿片）は天然の植物成分で、麻薬と呼ばれる物質の中でももっとも広範囲に用いられ、人類の歴史に大きな影響を与えてきました。

アヘンはケシの実から採れます。ケシは現在ほぼ世界中に生えている植物で、日本の野山にも帰化植物であるアツミゲシなど普通に見られます。ただしアヘン成分を含む種類を栽培することは禁じられています。

アヘンがいつ頃から利用されてきたのかははっきりわかりませんが、人類の文明のかなり早い時期からケシの栽培が行われてきたことをうかがわせる、楔形《せっけい》文字の粘土板やレリーフがあるとされています。

メソポタミア、アッシリア、バビロニア、エジプトなどには、ケシの栽培やアヘンの利用を示唆する神話・伝説・書物が残っていますがいずれも確証はありません。その一つの理由として原料の植物名が伝えられていないか、または昔の名前で伝えられているために、ケシの実かどうかが確定できないことがあります。

紀元前4世紀～3世紀、古代ギリシャにテオフラストスという人がいました。この人は有名な哲学者・科学者のアリストテレスの弟子です。

彼は、『植物誌』という薬用植物に関する書物を残したのですが、この中にケシと思われる植物があり、汁を採ることも書かれています。ですから少なくとも古代ギリシャでアヘンが用いられていたことは確かでしょう。それから2000年以上もアヘンの製造と流通が続いていることになります。

古代ローマ時代に入ると帝国内では皇帝から市民までアヘンに親しむようになります。五賢帝の一人マルクス・アウレリウス・アントニヌス帝はアヘンの常用者で、戦闘中に禁断症状になったことが記述されています。312年にはローマ市内にアヘンを扱う店が793もあったことが記録に残っています。

ヨーロッパが中世に入り文明の中心がアラビアに移るとアヘンもアラビアに伝わりますが、アラビア医学ではアヘンを下痢止めの薬として使っていたようです。

ルネサンス期以降、アヘンは再びヨーロッパの記録に登場します。シェークスピアの

「オセロ」にもアヘンと思われる薬品が描かれていますし、学名による動植物の分類を初めて体系づけたカール・フォン・リンネは、ケシの学名に「眠気を催す」というラテン語を採用しています。おそらくヨーロッパの人々はアヘンをアラビアから再輸入したのでしょう。

アヘンからヘロインへ

18～19世紀に入ると、アヘンはヨーロッパの社会に中毒症状による影響を次第に現し始めます。多くの詩人や作家がアヘンの効能・中毒について書き残しています。しかし世界史の中でアヘンがもっとも大きな役割を果たしたのは中国です。

中国史にアヘンが登場するのはおそらく5世紀、シルクロードの交易を通じてアラビアからもたらされたものと考えられています。それ以前の記録にも疑わしいものが存在しますがはっきりしません。アラビア人はアヘンを薬品として取り扱ったので、中国では長い間アヘンの中毒による被害は顕著ではありませんでした。それが大きな問題になるのは19世紀、中学や高校の歴史教科書にも必ず描かれるアヘン戦争の時代です。

当時のイギリス社会はアフタヌーン・ティーなどの習慣に欠かせない大量のお茶を中国

から輸入していましたが、それがもとで対中国貿易は大幅な赤字になっていました。

その解決のため有名な東インド会社が考え出したのが、イギリスからインドに綿製品を輸出、インドで生産したアヘンを中国に輸出、中国からイギリスにお茶を輸出するというわゆる三角貿易です。つまり間接的にですが、イギリスの花形工業製品であった綿製品とお茶の交換貿易になります。

これによってイギリスの貿易収支は一気に改善しましたが、今度は中国が大量のアヘン輸入に苦しみ始めます。国内にはアヘン中毒者が溢れ、貿易収支も一気に赤字になり銀が国外に流出します。当時の中国政府である清朝は何度もアヘンの輸入を禁止しようとしますが、国内の大量の中毒者が何としてもアヘンを手に入れようとするので、うまくいきません。

とうとう中国政府はイギリスのアヘン商人を国外退去させ、大量のアヘンを海に廃棄します。イギリスはそれに対し軍艦16隻からなる近代的な大艦隊を派遣、清朝との間に戦争が始まりますが、清朝はいいところなく敗れ、南京条約で香港の割譲をはじめとする屈辱的な条件を認めさせられます。

この戦争においてアヘンの持つ中毒性が大きな役割を果たしました。イギリスは本来ならば自国製品である綿製品を清朝に売りつければよかったのですが、中国には優秀な絹製品があるので、それがかないません。そこで一度中毒になったら永遠に消費せざるをえない麻薬を代わりに売りつけたのです。

さらにイギリスはアロー戦争（第二次アヘン戦争）でとうとう清朝にアヘン輸入の自由化を認めさせます。その結果、20世紀初めには中国人の4分の1がアヘン中毒となったといわれています。

同じ19世紀、アヘンの歴史にもう一つの大きな転機が訪れます。1804年のドイツの薬剤師フリードリヒ・ゼルチュルナーによるアヘンからのモルヒネの分離、そして1874年にロンドンのセントメアリー病院医学校のアルダー・ライトによって行われた、モルヒネからのヘロインの合成です。

モルヒネは皮下注射の普及とともに鎮痛剤として急速に普及し、南北戦争では40万人もの軍人病（モルヒネ中毒）患者を生み出したといわれています。

アヘンから精製されるヘロインは、それがもたらす幸福感と禁断症状の苦しみが、ともにすべての麻薬の中で最強であるとされます。20世紀半ばからのベトナム戦争はアメリカにとっても最悪の戦争で、ジャングルの中での見えない敵との戦いによるストレスを紛らすため多くの米兵がヘロインを必要としたといわれています。

１９６５年のダナン上陸から１９７５年のサイゴン陥落の間に、およそ20パーセントの米兵がヘロインに蝕まれ、その後遺症は70年代後半のアメリカを苦しめることになります。

世界の94パーセントのアヘンがアフガニスタン産

日本にはもともとアヘンを含むケシがほとんど自生しないために、室町時代まではアヘンが知られていませんでした。江戸時代においても幕府の鎖国政策のため医薬品としてごく少量が輸入されたにとどまります。

アヘン戦争の実情を知った江戸幕府はアヘンの売買や使用を厳禁します。日本がアヘンの生産を行うのは明治以降で、それも台湾・満州・関東州などアヘン使用の習慣のある国外の支配地域での専売を目的としたものでした。これはイギリスのやり方と同じともいえるでしょう。

第二次世界大戦後、アヘンはおもにラオス・ミャンマー・タイの国境のいわゆる「黄金の三角地帯」（正確にはミャンマー領）で生産されていました。

しかし次第に政府の取締りが厳しくなり、21世紀の現在はアフガニスタンがおもな産地になっています。実に世界のアヘン生産の94パーセントがアフガニスタンに集中しているといわれています。

天然痘やペストなどの伝染病をほぼ克服した人類が、自分から摂取する薬物、それもはっきり害があることがわかっている薬物をいまだに根絶できていないという現実は、脳内麻薬の負の側面をよく表していると思います。

また、医薬品としてのモルヒネを製造するための合法的なアヘンの生産は日本を含む数ヶ国で行われていますが、輸出しているのはインドだけとなっています。

天然の幻覚作用を持つ「マジックマッシュルーム」

今まで見てきた物質は覚せい剤取締法や麻薬及び向精神薬取締法などの法律により、所持や使用が禁止されていることもあって、新聞やテレビで取り上げられることが多く、ほとんどの人が名前を知っているものでしょう。

しかし、自然界の生物、特に植物の成分には人の精神に影響を与えるものが非常にたくさんあり、法的に麻薬や覚醒剤に指定されているものはほんの一部です。ここからはそのような自然界に存在する「幻覚物質」について説明しましょう。

カビやキノコの仲間は生物学的には植物ではなく菌類に分類されます。最近の研究では遺伝的にはむしろ動物に近いことがわかっています。

キノコの化学物質を作り出す能力はすべての生物の中でも飛びぬけており、ほかの生物にはないユニークな成分を持つキノコが多数知られています。

幻覚性のキノコの中でもっとも有名なのはマジックマッシュルームというキノコですが、これは同じような成分を含む100種類以上のキノコのグループを指す言葉です。なお幻覚剤を愛好する人々の間では「キノコ」というと、このマジックマッシュルームを指すようです。

このキノコは中南米のインディオたちの間で古くから「神の肉」と呼ばれて崇められていましたが、1960年代にヒッピー・ムーブメントの中心人物であるハーバード大学のティモシー・リアリー教授が、人体実験などを行って世界に紹介しました。

実は日本では2002年の6月まで、幻覚作用のあるキノコは規制対象になっていませんでした。しかしその幻覚作用は大麻の何倍も強力であり、錯乱して階段から転落するなどの事故が起こったために、禁止薬物に指定されました。

マジックマッシュルームの幻覚成分はシロシビン、シロシンという2種類の物質です。

これらはドーパミンと並んで重要な神経伝達物質であるセロトニンがほかの神経に働くときの受け取る側に作用します。その効果は幻覚、つまり幻視と幻聴とされています。ものがゆがんで見える、距離や大きさの変化、色彩の変化、さらには共感覚といって視覚と聴覚が混乱して「色が聞こえる」などという状態になることがあります。

マジックマッシュルームは中南米だけではなく、バリ島やイギリスでも動物の糞に生えているものを採取するようです。また沖縄県西表島《いりおもてじま》にもマジックマッシュルームの一種、ミナミシビレタケが自生しています。

MAO阻害物質（モノアミン酸化酵素阻害剤）を含む植物

アヤワスカや中東などの砂漠に生えるハルマラと呼ばれる植物に含まれるのが、MAO阻害物質です。MAOというのは脳内で働くとモノアミン（ドーパミンやセロトニンなどの伝達物質）の分解を行っている物質です。

トランスポーターが掃除機だとすると、MAOは掃除機が集めてきた余分な伝達物質のゴミ箱です。したがってMAO阻害物質が働くと、神経伝達物質が多すぎる状態になるのです。もともとうつ病の治療薬として使われていましたが、あまりにも副作用（高血圧・

肝障害など）が大きいので、最近はパーキンソン病の治療のみに使われているといういわくつきの薬物です。

またこのMAO阻害物質はドーパミンやセロトニンだけではなく、マジックマッシュルームに含まれるシロシビンやシロシンが分解されるのも妨げ、効果を高める働きがあるため「ブースター」と呼ばれます。結果として「多幸感」や様々な幻覚が現れます。非常に危険な物質です。

DMTを含む植物

DMT（ジメチルトリプタミン）は幻覚作用のある化学物質ですが、MAO阻害物質と一緒に摂取しないと体内に入ってくれません。

アマゾンに自生するサイコトリア、チャクロバンガなどの植物の葉にDMTが含まれています。アマゾンの呪術者たちは、この植物とMAO阻害物質ハルマリンを含む植物アヤワスカの茎を混ぜて、幻覚剤にして儀式に使用します。

DMTによる幻覚は独特で、ニューメキシコ大学のリック・ストラスマン教授が60人以上にDMTを注射する実験を行ったところ、半数近くが地球外生物に遭遇したと答えたそうです。この薬物は胃の中で消化されやすく、消化を妨害してくれるハルマリンなどの物質と一緒に摂る必要があります。

ＤＭＴはマジックマッシュルームと同じ方式で中枢神経に作用します。つまりセロトニンの受容体にくっついてしまうのです。

セロトニンは起きている状態を維持する効果のある伝達物質で、これが不足するとうつ病になると考えられているものですが、その働きを狂わせるのがＤＭＴです。

一時期、合法ドラッグとして有名になった「５ＭｅＯ‐ＤＭＴ」「５ＭｅＯ‐ＤＩＰＴ」もこの物質に類似の構造を持っています。ＤＭＴは耐性がつきやすく依存性がある危険な薬物です。

面白いことにＤＭＴは、濃度は低いですが熱帯・温帯地域のかなりの植物に含まれ、さらに大変珍しいことにある種のヒキガエル、そして人を含む哺乳類の脳（松果体）からも検出されています。この物質がそこで何をしているのかはまだわかっていません。

メスカリンを含む植物

中南米で宗教儀式に使われてきたペヨーテ（日本名は「烏羽玉《ウバタマ》」）と呼ばれるサボテン

の一種がこれにあたります。非常にまずくて、吐きながら食べるともいわれます。

メスカリンはフェネチルアミン系と呼ばれるモノアミンの1グループです。このグループには覚醒剤の主成分であるアンフェタミンや後述する合成麻薬のMDMAなども入ります。このグループは人間の脳の中にもごく少量存在し、神経伝達物質として使われています。またモノアミン（ドーパミンやセロトニン）と構造がよく似ているために、それらの受容体にくっついて神経の働きを狂わせる作用があります。

メスカリンは劇画「ゴルゴ13」にも後述のLSDとともに、ゴルゴ13が拷問を受ける場面での自白剤として登場しますが、実際にはマジックマッシュルームをしのぐ強力な幻覚剤ですから、こんなものを飲まされたらまともなことを自白するかどうか怪しいでしょう。

実際にCIAはLSDを含む麻薬を自白剤として使用する研究をしたことがあります。時には自白して、しかも自白したことを覚えていないという成功例もあったようですが、結局正確な自白が得られず、失敗に終わりました。

幻覚のしくみとカクテル

幻覚剤とか幻覚物質といっても、人間の脳に本来起こりえない作用をさせるわけではありません。

これらの薬物の働きには、構造がよく似た神経伝達物質になりすます「なりすまし型」や、神経伝達物質の分解を妨げて結果的に量を増やす「分解阻止型」があります。いずれも神経伝達物質の働きを狂わせることで幻覚を作り出しているのです。

ここから薬物乱用者が「カクテル」と呼ぶ方法のしくみが見えてきます。

カクテルとは、数種類の薬物を同時に、または少し時間を空けて摂取するもので、薬物がお互いに強め合ったり、逆の働きをしたりすることで単独の薬物では得られない効果があるとされています。確かに何種類かの伝達物質の働きを変える薬を混ぜて使うのですから、そういうことも起こりうるでしょう。

しかしそれは動物実験も治験（患者の同意を得て開発最終段階の医薬品の効果や安全性を確かめる検査をすること）もせずに行う、でたらめな人体実験といってもいいでしょう。もともと危険な薬物の危険性がさらに増大し、実際に薬物の混合で命を落とす人も多いのです。

カビから生まれたLSD

ここからは、化学的に合成された麻薬について述べます。

合成ドラッグと自然な（?）ドラッグの明確な境目はなく、コカの葉などを除けば、ほとんどの麻薬は何らかの加工を施されて製品になっています。

その中でももとの物質とは異なる化学物質に変化させて使用するものを、合成麻薬とかケミカルドラッグなどと呼びます。覚醒剤も自然の動植物から抽出することなしに合成されますから、このグループに入ります。

LSDはもっとも有名でしかも強力な合成（正確には半合成）ドラッグです。化学名はリゼルグ酸ジエチルアミドです。LSDの開発には長い歴史があり、その物語は一見何の関係もない麦に生えるカビの一種から始まります。

このカビは麦角菌《バッカク》と呼ばれライ麦、小麦、大麦、エン麦など多くのイネ科植物の穂に寄生します。寄生するとその穂には麦角と呼ばれる黒い爪のようなものができ、そこに含まれる毒性物質（麦角アルカロイド）が食中毒症状を起こします。このことは紀元前7世紀にすでに知られていたようで、アッシリアの古文書に記述が見られます。

米が主食である日本ではあまりなじみのない病気ですが、ヨーロッパなどでは流行するたびに数千人の死者が出る重大な問題で、しかもこの毒性物質には血管を収縮させる働きがあったために医学に用いられ、盛んに研究されるようになりました。

　そして20世紀に入ってこの毒性物質がリゼルグ酸というアルカロイドであることが明らかになったのです。

　LSDはリゼルグ酸の研究をしていたスイスの薬品会社の研究者アルベルト・ホフマンによって合成されました。ホフマンはまずリゼルグ酸から頭痛薬や止血剤を開発することに成功します。さらに研究を進めて様々な物質を合成しますが、そのときに25番目の物質、LSD-25が指先についてしまいました。そこから体内に吸収されたLSDによって、ホフマンは強烈な幻覚とめまいを感じます。

　これが人類が初めてLSDを体験した瞬間です。LSDの効果は麦角菌にも、そこから得られたリゼルグ酸にもありません。つまり今まで自然界に存在しなかった麻薬が化学的に合成されたのです。

　LSDはその体験が非常に印象的であったため、いろいろな分野への応用が試みられました。LSDの強烈な体験を利用して「精神を解放する」療法を行ったり、不安神経症・強迫神経症・自閉症・抑うつ症・心身症などの患者に用いられたりし、ある程度の成果を上げました。また末期ガンの痛みに対する鎮痛・沈静効果もある程度確認されています。

軍事分野では先に述べた自白剤としての利用や、化学兵器として散布して敵の行動力を失わせる研究などが行われましたが、いずれも実用化に至りませんでした。

LSDがもっとも影響を与えたのは文化面です。特にアメリカにおいて絵画、音楽、ファッションなどポップカルチャーにおける「サイケデリック」の流行を生み出しました。絵画の世界ではLSD体験を描いた万華鏡のような模様やゆがんだ文字、ペイズリーのようなパターン柄を特徴としたポスターが多数生み出されました。

音楽においてもLSDの影響下で作曲されたり、LSD体験を主題にしたポップミュージックが流行し、大規模なロック・フェスティバルが開かれるようになりました。文学の世界でもLSDの体験を綴った多くの作品が描かれています。

しかし強い幻覚作用を持った物質の流行は、錯乱による死亡事故の多発という結果を生み、LSDは次第に規制されるようになります。現在ではもちろんLSDの使用は非合法ですが、アメリカ、スペイン、ドイツなどで生産され、ひそかに世界中に流通しています。

LSDがなぜ強い幻覚作用を持つのか、詳しいことはわかっていません。

セロトニンの働きを妨げるという説が出されていますが、同様の働きを持つほかの化学物質がＬＳＤのような作用を持たないことから、疑問が呈されています。

老化が早まる、MDMA（エクスタシー）

ＭＤＭＡは現在、大麻と並んでクラブ&レイヴ・カルチャーでもっとも人気があるとされる合成ドラッグです。体験した人によると幻覚や幻聴はなく意識の変化だけが起こるといいます。比較的新しい麻薬で、1985年まではおもに心的外傷後ストレス障害（ＰＴＳＤ）の治療薬として用いられていたものが次第に民間で乱用されるようになりました。

脳内における働きは伝達物質のセロトニンなどの放出量を増やし、「多幸感」をもたらすといわれますが、副作用が強く、体温がコントロールできなくなったり、低ナトリウム血症、急性腎不全、横紋筋融解症などを招いたりし、死亡例も見られています。

また、神経細胞が破壊されることによる長期にわたる記憶障害や妄想、気分の障害、睡眠障害、衝動性の亢進、注意力集中の困難などの後遺症が残るとされており、常用者の間では、この薬が効いている間、強く歯を噛みしめるために奥歯がガタガタになるとか、抜け毛が増えるなど老化が早まるともいわれています。

動物用の全身麻酔薬、ケタミン

ケタミンはもともと動物用の全身麻酔薬ですが、体外離脱や臨死体験ができるドラッグとして知られています。ケタミンは「解離性麻酔薬」と呼ばれるものの一つで、脳内において、グルタミン酸（ありふれたアミノ酸ですが神経伝達物質としても働いている）の受容体をブロックしたり、交感神経を興奮させるなどの働きがあります。

この麻酔薬は大脳辺縁系（意識しない脳）には作用せず、大脳皮質（意識に上る脳）にだけ作用します。その結果、普段は抑制されている悪夢や幻覚が体験されるようです。それを悪用して楽しむ人々が現れたので、現在は麻薬に指定されています。

GHB

GHBはγ‐ヒドロキシ酪酸というのが正式名称の麻酔薬です。もともと不眠症やアルコール依存症の治療薬でしたが、女性を朦朧《もうろう》とさせてレイプするという悪用例や、ほかにも乱用例が報告されたために、麻薬に指定されました。

パーキンソニズム

これまで述べてきたように合成ドラッグは、「合成ドラッグを開発しよう」という意図のもとに悪の科学者が発明したというようなものではありません。医薬品の製造過程で偶然に発見されたり、別の目的で使われていた医薬品が、ドラッグとして（そもそもドラッグは薬の意味なのですが）使用されてしまったりして合成ドラッグが生まれたのです。

したがって、人間が精神の病を治療する薬を開発し続ける限り、それが意図しなかった効果を発揮する危険は常に存在するといえるでしょう。

このような例で興味深いのが「薬剤性パーキンソニズム」という「病気」です。

パーキンソニズムを理解するためにはパーキンソン病という病気を知らなければなりません。パーキンソン病は高齢者に多い、手足の震えやマヒを特徴とする病気です。日本では難病に指定されています。この病気の人の脳は、神経の異常によって神経伝達物質のバランスが崩れています。つまりドーパミンが不足し、アセチルコリンが多くなっているのです。この病気の患者は日本だけで10万人以上いると推定されています。

運動神経の興奮については、アセチルコリンが促進（アクセル）、ドーパミンが抑制（ブレーキ）の役目をしています。

パーキンソン病になるとアクセルだけで、ブレーキが利かない状態になり、手足が震え出すのです。治療にはいろいろな薬が開発されていますが、面白いことにインフルエンザの治療薬であったアマンタジンという薬が偶然パーキンソン病に効くことがわかり、治療に利用されています。このように向精神薬といわれる精神の病気の治療薬は、偶然、効果が発見される例も多いのです。

薬剤性パーキンソニズムというのは、アマンタジンの逆で、精神の病気のための薬がパーキンソン病の症状を作り出してしまうというものです。こうした作用を持つ薬品は次のように多くのタイプが知られています。

＊ドーパミンの働きを妨げる抗精神病薬、抗うつ薬など
＊カルシウムの働きを妨げる薬品
＊抗ガン剤
＊血圧降下剤
＊頻尿治療薬
＊免疫抑制剤
＊認知症薬

＊抗てんかん薬

この中には明らかにドーパミンの働きを妨げアセチルコリンを増加させることがわかっているものもありますが、よくわからないものもあり、さらなる研究が待たれています。

向精神薬

合成ドラッグのところでも触れましたが、人間が作り出した多くの麻薬はもともと精神科の薬として開発されたものが嗜好目的に流用されたものです。それらは使い方を誤らなければ精神の病にとって有用なものであったはずです。この節ではそれらの薬物のあらましと働き方を見ていこうと思います。

向精神薬は、非常に大きな化学物質のグループで、広い意味では中枢神経系に作用し、人の心に影響を与える化学物質をすべて含みます。例えば精神科や神経内科で処方される薬品のすべて、嗜好を目的とした麻薬・覚醒剤、そして禁止薬物ではありませんが、使用すると気分が良くなるアルコールやタバコもこれに入ります。

ただ、ここでは狭い意味での向精神薬、つまり「精神に働きかける作用を持ち、精神科などで使用される薬剤」、より正確には「麻薬及び向精神薬取締法」によって定められる向精神薬について解説します。

「麻薬及び向精神薬取締法」に挙げられている向精神薬のうち、日本国内で流通しているのは39種類の薬物です。それらは効き目の上から大きく次のように分類されます。

抗うつ薬と抗不安薬

うつ病になる原因は、神経伝達物質のセロトニン、ノルアドレナリンの脳内での放出量が少なすぎることによると考えられています。その結果、強い悲しみや失望感が長い間続き、喜びがほとんど感じられなくなります。そこで神経伝達物質の働きを強めて、脳細胞間の情報伝達を正常化させる働きを持つ「抗うつ薬」が使われます。

抗うつ薬はうつ病の研究とともに進歩してきました。初めは神経伝達物質のモノアミン類の不足が原因ではないかという仮説をもとに、MAO阻害剤が抗うつ薬として開発されました。

MAOはモノアミン類の「ゴミ箱」として働いていますから、これを阻害するとモノアミン類が増えるだろうという考え方で、ある程度の効果はありました。

次に、数種類あるモノアミン類の中のどれがうつ病の原因になっているかが研究され、セロトニンが原因物質であるという説をもとに、新しいタイプの抗うつ薬が開発されました。このタイプ（三環系抗うつ薬やその改良型のSSRI）は、セロトニンの「掃除機」にくっついて働きを妨げ、セロトニン不足を解消するもので、MAO阻害剤より副作用は少ないようです。

しかし、これらの薬が本当にセロトニンの掃除機だけにくっつけば良いのですが、関係のないアセチルコリンの受容体にくっついたりするので、そこから生じる副作用が問題になることがあります。

また、強い不安に襲われると、心の中だけの現象にとどまらず動悸・頻脈・下痢などいろいろな症状が現れます。これを不安障害といいますが、その治療に用いられるのが抗不安薬で、数種類に分かれます。

トランキライザー（精神安定剤）の一種でもあるベンゾジアゼピン系の抗不安薬は興奮抑制性の神経伝達物質GABAの受容体を開く頻度を増やし、精神を落ち着かせる作用を持つ物質です。

しかし麻薬並みの依存性があり、長期間服用していると脳にダメージが生じることがわかり、1980年代以降、あまり使用されなくなりました。代わって抗うつ薬のSSRIが抗不安薬として用いられるようになっています。

睡眠薬と抗精神病薬

睡眠薬はもっとも古くからあり、かつポピュラーな向精神薬でしょう。現在では睡眠導入剤ということのほうが多いですが、病院でも町の薬局でもよく見かける薬の一つです。しかしその成分は大きく変化してきました。

20世紀初めに用いられていたのはGABA受容体に作用するバルビツール酸系と呼ばれる睡眠薬でした。しかし依存性もあり少量で致死量に達するために死亡事故が起き、使われなくなりました。

次に現れたのは1960年代から用いられているベンゾジアゼピン系の睡眠薬で、先ほどのトランキライザーと同じ成分です。これも副作用が強く、1980年代からは同じくGABA受容体に作用する非ベンゾジアゼピン系が用いられるようになりました。さらにメラトニン（ないしは類似の作用を持つ物質）も使われています。これはホルモンであり、私たちの体の中に自然に存在します。依存性がなく危険も少ないとされています。

抗精神病薬は、おもに統合失調症の治療に用いられる薬です。統合失調症は非常に有名な精神病ですが、原因がまだ明らかではなく、多くの仮説が提出されている段階です。

その中では大脳辺縁系（意識しない脳）におけるドーパミンの過剰が原因であるという説が有力で、したがって抗精神病薬もおおむねドーパミン受容体を遮断することで症状を改善するものが多くなっています。

この代表的なものがクロルプロマジンやハロペリドールと呼ばれる薬品ですが、残念ながらこれらにも副作用があります。ドーパミン受容体は大脳辺縁系以外にも脳内のいろいろな場所にありますから、これらの薬はそういう場所でも働き、ドーパミン不足を招いてしまいます。

そうなると前出のパーキンソニズムを発症したり、じっとしていられない、しかめ面をしてしまう、首が傾斜するなどの症状が現れたりすることがあります。

多剤大量処方

このように、向精神薬は一つの症状に対して多種類存在します。その背景には、それぞれの神経伝達物質が、脳の異なる場所で様々な機能を果たしていることがあります。

したがって、ある神経伝達物質の量を増減する薬を投与すると、必然的にその伝達物質が働いている脳のほかの部分にも影響が及びます。向精神薬にとって、副作用は避け難いのです。ですから効き方の微妙に異なる薬品を多数組み合わせてできるだけ効果が上がる方法をさぐるわけです。

しかし、今度は別の問題が生じます。向精神薬の副作用とは、意図しなかった場所での神経伝達物質の増減ですから、その症状は何らかの精神病と類似していることが多いのです。

統合失調症の治療のためにドーパミンの効果を抑える薬を投与すると、ドーパミンの不足によって起こるパーキンソン病の症状が現れるのもその例です。そうすると今度はその新たな症状を抑えるために別の向精神薬を投与する必要があります。さらに離脱症状といって、ある薬の量を減らそうとすると不快な症状が出ることがあります。

こうなると、どれが本来の症状なのか、副作用なのか、離脱症状なのか見極めにくくなり、一度投与を始めた薬はなかなかやめられなくなります。

こうして患者が飲む薬の量も種類もどんどん増えていくのが多剤大量処方です。多剤大量処方については医学会・政府から何度も注意喚起がなされていますが、以上のような理由でなかなか改まらないのが実情です。

第3章　そのほかの依存症

過食、セックス、恋愛、ゲーム、ギャンブル

ストレスと摂食障害

「ストレス」という言葉の意味を具体的に言い換えると、「外界の刺激によって生じた体の不調」といえます。その症状は、おもに内分泌系や心臓血管系、腎臓などに現れるとされています。

ストレスには急性・慢性・外傷性があります。このうち身近な人の死など、急激なショックを受けると急性ストレス障害となります。これはPTSDに至らなければ、比較的短期で治癒します。また不安で何も喉を通らないということはありますが、過食や肥満に至ることはありません。カラオケやスポーツなどで気晴らしをするのも有効です。

家庭内のトラブルや会社での人間関係などに起因するのが慢性のストレス障害です。慢性的なストレスは食欲を増進し、肥満を招くと考えられています。ダイエットをしようとしてもなかなかうまくいかない理由の一つが、このストレスです。

食事は生きるために重要な行為ですから、食欲のコントロールには様々な神経伝達物質やホルモンが関係しています。慢性的なストレスによってそれらのバランスが乱されると、いわゆる摂食障害になると考えられています。

つまり摂食障害とは人間関係から来る心理的ストレスを受けたときの耐性の不足、社会適応性の未発達、周囲とのコミュニケーションの不全などが引き起こす依存症の一種なのです。

摂食障害は拒食症、過食症の2種類に分けられます。拒食と過食は、文字だけ見るとまったく逆の症状のように見えますが、拒食症の60～70パーセントが過食症を発症するといわれています。これらはどちらも、「痩せたいという願望」や「太ることへの恐怖」が原因となった同じ疾患であって、拒食と過食は段階が異なるにすぎない、と考えられるようになってきました。

拒食や過食を招く根本がストレスであったとしても、実際にはホルモンや神経のバランスが崩れてしまっています。それはどのようなものでしょう。

脳に分泌される物質、レプチン

脳が自分の体重を知り、それをコントロールしている……というと、驚かれるかもしれません。確かに、最近までそのしくみは明らかになっていませんでした。

しかし、毎日毎日カロリー計算を守って生活しているわけではないのに、私たちの体重は（長い目で見ると増減はあっても）数週間〜数ヶ月のレベルでは、ほぼ安定しています。だからこそ健康診断で体重の急な増減があれば何らかの病気が疑われるのです。これはなぜなのでしょうか。

脳の中で体重調節の役目を果たしているのは視床下部です。ホルモンの中枢として高校でも習いますからご存じの方も多いでしょう。それ以外にも食欲や性欲、喉の渇きなど多くの本能的な欲求をコントロールしています。

ラットの視床下部の一部（腹内側部）を傷つけると肥満が起こることがわかっています。また別の部分（外側部）を傷つけると食べる量が減り、消費カロリーが増えて痩せ衰えます。人間の場合も、視床下部の近くにある脳下垂体の腫瘍などによって腹内側部に損傷を受けると、肥満が起こることが知られています。

では、どうやって脳は自分の体重を知るのでしょうか。

1994年にロックフェラー大学のジェフリー・M・フリードマンらが、2匹の太ったマウスを使って、肥満防止のために働く物質を突き止めました。

その正体は、脂肪細胞から分泌されるレプチンという名のタンパク質ホルモンでした。

2匹の肥満マウスのうち、1匹はレプチンが生産できず、もう1匹はレプチンの受容体がうまく働かない突然変異を持っていたのです。この受容体は視床下部の肥満をコントロールする神経細胞に、たくさん見られるものです。

　つまり脳は脂肪細胞から分泌されるレプチンの濃度を知り、高すぎれば食事の量を減らして代謝を上げ、低すぎれば食事の量を増やして代謝を下げるという方法で、体重をコントロールしているのです。

　これを聞いて、思い当たることがある人は多いでしょう。苦しいダイエットをしていると、なかなか体重が減りにくくなる「停滞期」が来たり、ひどい場合には「リバウンド」で体重がもとに戻ってしまいます。

　これはレプチンによる体重維持のしくみが、ダイエットという〝暴挙〟に必死に抵抗している証だ、というのが、現在のところかなり有力な仮説なのです。その理由の一つが、生まれつきレプチンやその受容体の遺伝子に異常がある人は、肥満の人の1パーセント以下にすぎない、という点です。つまりほとんどの人は後天的に肥満になるのです。

　レプチンによる脂肪細胞の測定だけでは、「今食べている量」を知ることはできません。もう一つ、体内には、自分の食べる量をモニターして、食欲や満腹感をコントロールするシステムがあります。

胃・腸など消化管にある「センサー細胞」は、摂った食事の量やカロリーを測っています。そのセンサー細胞から、脳の視床下部と室房核というところにホルモンを介して信号が送り届けられます。視床下部と室房核は信号に応じて摂食をコントロールするのです。

このコントロールはオレキシン（空腹ホルモン）とCRH（満腹ホルモン）という2種類のホルモンで行われます。

脳が「今は満腹状態である」と判断すると視床下部からのオレキシンの分泌が減り、室房核からのCRHの分泌が増えます。こうして私たちは満腹状態を感じるのです。

逆に脳が空腹状態を感知すると室房核からのCRHの分泌が減り、視床下部からのオレキシンの分泌が増えます。

さらにこの満腹・空腹の判断にはレプチンの量も影響しており、例えば脂肪が少ないときはレプチンの量が少なくなり、それを感知した脳は判断をより空腹側に偏らせます。こうしてリバウンドが生じるのです。

報酬系と食欲コントロール

さて、ここまでの話だけでは、依存症としての拒食・過食との関係が明確ではありません。実はこの食欲コントロールシステムにも、A10神経を中心とする報酬系が関係しているのです。

ラットを用いた実験では餌を食べ始めたときにA10神経の活動が急に高まり、食事中はずっと高く維持され、また実際にドーパミンが放出されていることがわかっています。

さらに、コカインや覚醒剤を使って脳の中にドーパミンが溢れている状態にするとラットの食欲はなくなり、また逆にドーパミン受容体の働きを妨げるとラットは餌の量を増やすこともわかりました。さらにA10神経にはレプチンの受容体もついていて、レプチンが多い状態になるとドーパミン放出の量が減ることもわかってきました。

ここからわかることとは、過食・拒食はほかの依存症と同じくA10神経を中心とする報酬系の異常から来るものではないかということです。

実際に太りやすい体質のラットとそうでないラットに同じ量の餌を与えると、太りやすい体質のラットのほうが、脳内に放出されるドーパミンの量が少ないことがわかってきました。つまり過食というのはドーパミンの量が満足できるレベルになるまで食べ続けることから来る症状のようなのです。

見かけ倒しのご褒美

肥満しやすいラットの側坐核を測定したところ、放出されるドーパミンの量が少ないことがわかりました。この傾向はそのラットの子の代でも同じであり、遺伝することがわかっています。つまり肥満体質のラットはドーパミンの出が悪いので十分な量になるまで食べ続けるのでしょう。

人間の体重は、後天的な要素（育った環境など）にかなり影響を受けます。ただし、仮に後天的な要素に変わりがなければ、その8割が遺伝子によって左右されます。ただ、遺伝といっても、体重を決める遺伝子は一つではありません。多くの遺伝子が相互作用することで決まると考えられています。

食事中に脳をスキャンしてドーパミン放出量をモニターしてみると、食事中にはドーパミンの量が増え、しかもその量は食事のメニューによって変化しています。

さらに、空腹の人が最初の一口を食べるときに、ドーパミンの量が最大になり、食事が進むにつれて減っていくこともわかりました。

また脳内のドーパミンの量を薬によって増やすと人の食欲は減り、ドーパミン量を減らすと食欲は増します。やはり人の食欲は報酬系によってコントロールされているのです。

次に、肥満体型の人と痩せた人のドーパミン受容体の数を調べてみると、肥満体型の人のほうが少なくなっています。また、肥満した人と痩せた人がミルクセーキを飲んだときについても調べてみると、肥満した人のほうのドーパミンそのものも、少なくなっていたのです。

この傾向を持つ人の多くは、ドーパミン受容体の一つであるD2という受容体を作る遺伝子が、ある変異型になっていて、ドーパミン受容体が少ないことがわかっています。

つまり、肥満の人はドーパミンの放出量が少なく、しかも受容体も少ないために、ドーパミンの刺激がいつも少ない状態＝いつも満足できない状態にあるのです。そして、ドーパミンが満足できる量になるまで食べ物を食べると、カロリーの取りすぎになってしまうから太るのだ、ということになります。

しかし、もともとドーパミンの量が少ないのに、どうやってその人は食べることの快感を覚えたのでしょうか？

これは「ご褒美」としての快楽物質の本質に関わる問題です。つまりご褒美が少ないとそもそもやる気が出ない。しかし多すぎると少ししか働かないという矛盾です。

人の脳はこの矛盾を巧妙な方法で解決しています。肥満の人の脳の活動を注意深く見ると、ミルクセーキを飲む前や、まさに飲もうとするときに報酬系が大きく活動しているのです。

つまりこの人の脳は、眼前に大きな報酬をちらつかされながら、実際に飲むという行動をとったときには少しのご褒美しかもらえないのです。なんと残酷なのでしょう。

ドーパミン受容体の少ない人は肥満傾向だけではなく、ほかの依存症にもかかりやすいことがわかっています。このことには、実は、同じ「見かけ倒しのご褒美」システムが関係しているのです。

過食の起こるしくみがドーパミンの分泌異常だとすると、そうなる原因はなんなのでしょうか。

それは、おもにストレスだと考えられています。特に、過食症の場合は「美しく見られたい」「痩せないといけない」という強迫観念がストレスとなることが多いようです。そのような人が極端なダイエットを行うと、過食を誘発しやすいのです。

このことは第二次世界大戦中にアメリカ軍がミネソタ大学に依頼した有名な実験で明らかになりました。その実験は、被験者の健康な若者36人を、半年間の食事制限（カロリーを半分にする）で飢餓状態にした後に、食事制限を解く、というものです。

食事制限中に、被験者たちはイライラや抑うつをはじめとする精神病的症状を示しました。なんと、残飯あさりや食品の窃盗など、それまで見られなかったような行動をとる被験者もいました。

食事制限解除後、彼らは飢餓状態から来るストレスの解消に最長5ヶ月かかり、その間はコントロール不能の過食や食べ物への極端な執着を示したといいます。

動物実験でも、ストレスを与えられた動物は、食事の量が増えたり糖や脂肪分の多い食事を好んだりするようになることがわかっています。そのしくみは次のようなものです。

まず間脳視床下部がＣＲＨ（満腹ホルモン）を出し、脳下垂体がそれを受け取ります。そこから副腎皮質刺激ホルモンが放出され、全身に広がりその刺激を受けた副腎からコルチコステロンというホルモンが分泌されます。

この物質が脳に戻ってきて脳のストレス反応を引き起こします。このストレス反応の中には、報酬系に変化を起こすものがあり、それが原因で摂食障害が起こっていくのです。

セックス依存症は、病気なのか

セックスへの依存も、行為そのものは健康な人間が普通に行うものなので、摂食障害と同じく、なかなか病気とは理解されません。

食事には、まだ食品という物質的対象がありますが、セックスの場合、何かを飲み食いするわけではありません。これは「プロセス依存」という分類に入る依存症なのです。

セックス依存という考え方は1980年代になってから一般に知られ始めました。長い間この病気については「単なるモラルの欠如である」という批判もあり、認知が進みませんでした。

しかしビル・クリントンが現職の大統領時代に執務室で不倫行為をしていたことや、プロゴルファーのタイガー・ウッズの一連の騒動などで一般に知られるようになり、2013年に改訂したアメリカ精神医学会の診断・統計マニュアル「DSM-5」では「過剰セックス障害」という名で大きすぎる性衝動に苦しむ患者に対する治療の必要性が認知されました。

その診断基準は次ページの図のようなものです。

ここでいう性的な行動とは同意の上での性交渉だけではなく、マスターベーションやポルノの閲覧、テレホンセックス、ストリップクラブ、インターネットを通じた性的活動も含まれます。

図7　セックス依存症の診断基準

A1	過去6ヶ月間、大量の時間を性的な空想や欲求、あるいは性的な活動の計画及び性交に費やした。
A2	過去6ヶ月間、辛い感情（心配・悲しみ・退屈さ・欲求不満・罪悪感・恥ずかしさなど）を紛らすために性的活動や性的空想をした。
A3	過去6ヶ月間、ストレスや困難な問題あるいは責任から、逃避したり、先延ばししたり、紛らしたりするために、性的活動や性的空想をした。
A4	過去6ヶ月間、性的な空想、欲求、活動を減らそうとしたり、頻度をコントロールしようとしてきたが、あまりうまくいっていない。
A5	過去6ヶ月間、怪我や病気や精神的ダメージが、自分自身や性的パートナー、重要な人間関係にある人に現実に及んだ行動、あるいは及ぶ危険のある行動を続けている。
B1	過去6ヶ月間、頻回で強烈な性的空想、欲求、行動のために、腹が立ったり、自分自身に対する嫌な感情（羞恥心・罪悪感・悲しみ・心配・軽蔑など）を抱いたり、自分の性的活動を秘密にしようとした。
B2	過去6ヶ月間、頻回で強烈な性的空想、欲求、行動のために重要な問題が、個人的、社会的、あるいは仕事など人生にとって重要な領域で起きた。

それぞれ「0（決してない）・1（ほとんどない）・2（たまにそう）・3（しばしばそう）・4（たいていいつもそう）」の5段階で回答し、Aのうち4つ以上が「3または4」、Bのうち1つ以上が「3または4」であれば過剰セックス障害

（翻訳は磯村毅氏による）

出典：Kafka MP. 2010. Hypersexual Disorder : A proposed diagnosis for DSM-V. Archives of Sexual Behavior, 39, 377-400.

このような症状を「病気」として認知することには危険な一面もあります。レイプ犯や不倫など、今まで己のエゴあるいは不道徳が原因だとみなされていたものに対して、一定の情状酌量を与えてしまう可能性があるからです。

しかし、セックス依存症という病気が確かに存在すること、それは単に性欲が強いというだけではなく、時にはその人の社会生活に悪影響を与えるほどのものだということは認知されつつあるようです。

セックスの快感と報酬系の関わり

ほかの快感と同じく、セックスの快感にもA10神経を中心とする報酬系が関わっています。近年では、被験者に性的な写真やビデオを見せながら、脳の活動をスキャンする研究が進んでいます。それによると、性的な内容の映像を見ると確かに報酬系が活性化しているのです。

ノースウェスタン大学のポール・リーバーらはこの手法を用いて、被験者に性行為映像を見せる実験を行いました。

ここから容易に推察されることですが、いわゆるオーガズムのときには報酬系が大活躍しているのです。オーガズムは脳の中で起こるもので、その結果として筋肉の収縮や射精などの身体的反応が起こります。

脳内の報酬系の動きを調べるためには、放射線のラベルのついた化学物質を使わなければならないのですが、これは体内ですぐ分解してしまうため、測定時期の直前60秒以内に静脈注射しなければいけません。

そのためオーガズム中の脳の活動を調べるのは非常に難しいのですが、オランダのフローニンゲン大学医療センターのヘルト・ホルステーヘが実験に成功しています。

その結果、男性でも女性でも、オーガズム中にA10神経の根元にあるVTA領域と、A10神経が伸びていてドーパミンを放出している先の部位の双方が強く活性化していることがわかりました。しかもその活動パターンは男女で大きな差がありません。

唯一大きな違いは、男性では「中脳水道周囲灰白質」という、痛みと鎮痛に関わる部分が活性化していることがわかったことです。ここはエンドルフィンを放出する場所ですが、なぜ、オーガズム中にその部分が活性化しているのか、その生理的な意味はまだよくわかっていません。

セックスに依存してしまう理由

セックスの快感に報酬系が関与していることが明らかになると、セックス依存症になるしくみも見えてきます。

一般的には、あるいは理想的には、セックスは愛情を伴った関係にある人たちの間で行われる行為とみなされています。ですが、現実的には、特に愛情を伴うことがなくとも、身体の特定の箇所に対する刺激だけで、性的な快感は得られます。

性的な快感をもたらす刺激は、脳の報酬系を活性化させますから、その快感があまりに大きいと、耐性が形成されてしまいます。そして、性的な刺激の頻度や強度が増し、やめたいと思っても離脱症状が起こってやめられない状態になります。

この状態はあらゆる依存症の中で、もっとも助けを求めにくく、また周囲から理解してもらいにくいものでしょう。セックス依存の知識のない人が、激しい性的欲求を示す人を見ても、当人の趣味・意思で行っているとしか考えないからです。

おそらくこの病気は人間及びごくわずかの例外的な動物に特有のものです。ほとんどの動物が、メスが妊娠可能な時期にしか性衝動が起きず、性行為もしないからです。

その時期は短く、行為を楽しむというより、オスならばいかに多くのメスと、メスならばいかにいいオスと交尾して子孫を残すかという競争に費やされます。

生物の進化の最後に現れた霊長類、その中でも人類だけが、子孫を残すためのセックスの何倍もの時間をかけて、ただ楽しみのためにセックスをし、セックスをしても子孫を残さない工夫に気を遣います。

さらにセックスのパートナーを非常に気難しく選び、相手を獲得するため、納得させるために合コンやデート、食事やコンサート、メールやチャットといったおよそ非生産的な活動に心血を注ぎ、挙げ句の果てには三角関係や嫉妬に傷つき、苦しみます。

結果としてセックスとそれに関連した活動から来る時間や人力の浪費は、おそらく人類の、いわゆるまっとうな生産活動をかなり低下させていることでしょう。子孫を残す行動に結びつかない、文字通りの非生産的な、快楽を得るためだけのセックス依存症にかかっているのは、実は、人類という種そのものだといえるのかもしれません。

恋愛依存症

セックス依存症が「プロセス依存」であるのに対し、恋愛依存症は「人間関係への依存」に分類されます。

恋愛依存症は、特に外部からは認識されにくいものです。

麻薬やアルコールなどの「物質依存」の場合はその物質を求める行動が見られます。インターネットやギャンブル、セックスなどのプロセスへの依存の場合も、行動を観察していれば見つけることは難しくないでしょう。なによりもこの2種類の場合、当人に依存症の自覚があることが多いのです。

しかし人間関係への依存はほかの2種と違って、なんの物質的証拠もない上に行動も通常の人となかなか区別がつきにくい、さらに当人に依存している自覚もないという厄介なものです。

ただし、セックス依存症と恋愛依存症には、共通点が多いのも事実です。プロのカウンセラーの中にも「ほとんど同じもの」という扱いをしている方がいます。

あえて分けるなら、恋愛からセックスに至る一連の過程のうち、恋愛のドキドキ感に対して依存が形成されるのが恋愛依存症、セックスの快感に対して依存が形成されるのがセックス依存症でしょう。しかし両者の境界ははっきりしません。

ただセックス依存症が恋人との性行為だけではなく、マスターベーションやインターネットを介した刺激、性風俗への傾倒などを含むのに対して、恋愛依存症は人間のパートナーを必要としますから、より実現困難な欲求を抱えているともいえます。

セックス依存・恋愛依存ともに、その根源にあるのは強い性的欲求ではなく、「寂しさ」です。中には、「一人でいると急にわけのわからない寂しさに襲われる。寂しさは恐怖に近い」と表現する人もいます。

言い換えれば、対人関係の希薄さから来るストレスを恋愛とセックスのどちらで紛らすかによって、分かれるともいえます。

ただ、セックスには恋愛の確認と、性欲の発現という2つの目的があります。恋愛感情と性欲は、脳の中ではどうやら区別されているようです。

アメリカの神経生物学者ルーシー・ブラウンは恋愛初期のカップルを募集し、恋人の写真を見ているときと赤の他人の写真を見ているときで、脳内で活性化している領域を比較しました。

その実験により、恋人の写真を見たときにはＶＴＡ、Ａ10神経を中心とする報酬系が活性化していることがわかりました。逆に、判断の中枢である前頭連合野、社会的認知に関わる側頭極・頭頂側頭接合部は活性が低下していました。これと同じ研究を北京で行っても同じ結果が出たことから、民族性による差は少ないといわれています。

エモリー大学のキム・ウォレンらは、同じ脳スキャン実験で、恋愛と性的衝動を区別する面白い結果を得ています。

男女それぞれ14人ずつの成人の異性愛者に、性的な画像と、彼らがいま恋愛中のパートナーの画像を見せて、脳の活動パターンを比較する実験を行った結果、男性も女性も性的な画像や恋人の画像を見たときに報酬系が活性化することが確認できたのです。

つまり、恋愛とセックスでのドーパミンの放出そのものには、本質的な差はないのです。

しかし、脳のほかの部分では、恋人の顔写真を見せたときに、単に性的な画像を見せたときには起こらない反応が生じました。

まず、脳の中で判断能力を担っている部分と、社会性を司っている部分(前頭連合野)の活動が低下したのです。これは言うなれば、恋人の顔を見るときには客観的・社会的な判断は飛んでしまう、ということを示しています。さらに、視覚情報を処理する部分、注意・運動・体性感覚機能などを司る部分である大脳皮質については、広範囲に活動が見られました。

これらの結果を考え合わせると、どうも、恋人の顔を見るときには、客観的に判断することはストップして、ただ相手の姿を見ることを楽しもうとしているかのようです。

この結果については思い当たる節があるでしょう。「恋は盲目」や、「あばたもえくぼ」という言葉は、この状態をうまく表現しているといえます。

恋愛感情が依存症になるまで

恋愛感情と性欲のもう一つの違いは、その持続性です。

一般的に、一時的な性欲の対象を何年も追いかけることは少ないと思います。社会心理学者による長期的な面接調査によると、恋愛初期の感情の昂ぶりが持続するのは9ヶ月〜2年だそうです。もちろん、それが終了したら関係が終了するというわけではなく、大半は「穏やかな愛情関係」に移行するようです。

さきほどのルーシー・ブラウンが、10年以上続いているカップルを対象にパートナーの顔写真を見せる実験を行ったところ、大半のカップルではもはや報酬系の強い活性化は見られませんでした。

しかし、中には、出会った頃の感情が数十年経っても変化しないというカップルもいます。このカップルではパートナーの顔写真を見せたときに報酬系が激しく活性化されました。このようなことが起こる原因はまだわかっていません。

報酬系が関わっている以上、恋愛依存になる過程もほかの依存症と同様です。

この依存症は〝恋愛経験がない人〟には起こりません。強い孤独に苛まれている人が、自分を理解し、愛してくれる人と出会ったと思ったときに、その相手に依存してしまうのです。

初めは恋愛初期の幸福な感情にときめきますが、やがて相手を失う不安感に苛まれ始めます。ふとした言葉や仕草、噂の類から相手が自分を捨てるのではないか、自分以外に好きな人ができたのではないかという思いでいてもたってもいられなくなり、相手に八つ当たりしたりしつこく詰問したりという行動が始まります。

恋愛以外の実生活でも相手のことしか考えられなくなり、様々な障害が生じてきます。もともと好きで付き合い始めたのに、こうなると恋愛感情を維持するために付き合いを続けるようになり相手にも負担になってきます。

ただ、ここまでの状態は、恋愛期にはよくある感情であり、相手の懐が深ければ、それを受け止めることができますし、必ずしも問題として表面化しません。

ところがさらに症状が進んで、恋愛感情を得るために浮気をしたり、相手と別れたとたん、別の相手を常軌を逸したように探し求めたりするようになれば、それは相手に向けた愛情とはいえません。自分のための恋愛を繰り返す、恋愛依存症であるといえるでしょう。

人間関係への依存と社会的報酬の関わり

恋愛依存症のような人間関係への依存は、この後の第4章で詳しく述べる「社会的報酬」と大きく関わっています。

物質への依存は、その物質の作用で報酬系が活性化し、ドーパミンが放出されることが原因です。プロセスへの依存はその行為をすることによる報酬系の活性化ですね。

それに対し、人間関係への依存は、他人から得られる承認や愛情などの社会的報酬によって報酬系が活性化することが原因です。したがって、本人だけを観察してもなかなか気づきにくく、「その関係を作っている人物」とセットにして考える必要があるのです。

人間関係への依存でよく見られるのは、単純で一方通行の人間関係です。

私たちは通常、何の制限もなければ友人関係、恋人関係など、対等で双方向の人間関係を築きます。ところがまれに、友人・恋人関係であっても、片方がもう一方を強く支配したり、逆に完全に従属したりしている縦の人間関係が見られます。これは依存を疑わせる特徴です。人間関係への依存について、いくつかの代表的な例を見ていきましょう。

(1) 依存性人格障害

いい年をして親離れできない人がこれにあたります。例えば、裕福な家庭の末っ子として生まれ、ずっと可愛がられて育ち、進学や就職先も親が決めてくれ、できる限り人生のリスクを取り除いてくれる——というような育て方をされた場合、傍目《はため》には順風満帆の人生に見えても、実際には自分では何もできない、親が死んだらどうしよう、という不安に苛まれていることがあります。こうなると、親が衰えるまでひたすら決断を任せて頼り切るか、ほかの権力者を見つけて従属するしか生き方がなくなるのです。これを依存性人格障害といいます。

(2) 利他的従属

誰にでも親切で優しく、頼まれれば嫌と言えず、時にはお金も貸してくれる——という人がいます。まるで好い人物の見本のような人です。

しかし実は、このタイプの人も依存症であることがあります。この人は何かをすることで相手から〝賞賛や感謝という社会的報酬〟をもらう嬉しさの虜《とりこ》になっています。たとえ相手が自分の人の好さに付け込んでいることに気づいていても、社会的報酬の甘美さに逆らえないのです。

さらには、かわいそうなセールスマンのために多額の商品を購入したり、夢を語る若い起業家の怪しげな事業に出資したりして、全財産を失うこともあります。

自分が相手にコントロールされ、ATMのようにお金を与えていることに気づいていないか、仮に気づいていてもやめられないのです。このように、利他行動によって相手から得られる感謝という社会的報酬の依存症になっているものが利他的従属です。

(3) 世話型依存

母親なら誰でも、子供の教育に関心があります。しかしそれが極端になって水泳、ピアノ、バレエなど複数の習い事を掛け持ちし、学習塾に通信教育、私立小学校のお受験など子供をがんじがらめにして、それでも足りずに新たなアイテムを探している人がいます。

このお母さんは子供の世話を焼き、受験に合格したり、発表会で入選したりという成果を出すことで報酬系が活発化しているのではないでしょうか。つまり子供のためではなく、自分が社会的報酬を得たいがために、子育てをしているのです。

この場合、お母さんが、人間関係では下位にあるはずの子供に依存しているといえます。こういう形を世話型依存といいます。世話型依存を長い間受けた子供は、自分では何もさせてもらえないわけですから、依存性人格障害になる危険があります。

お互いが依存し合う関係、共依存

今までの依存関係は、依存する側・される側が明確でしたが、どちらも相手に依存している関係もあります。これが共依存です。

二者の関係は平等なものではなく、明確な上下関係があり、それが固定しているのが特徴です。典型的な例は、ギャンブルにはまって抜け出せない夫と彼に献身的に仕える妻の組み合わせです。この場合、夫はプロセス依存の一つであるギャンブル依存になってしまっていますが、それが共依存の理由ではありません。

夫は妻に貢がせ、世話をさせることで、ギャンブル依存を克服できない自分の無力感を忘れ、王様のような気分になりたいのです。したがって、無理な要求を繰り返し、かなわないと手を上げたりもします。

妻のほうは、夫のギャンブルと暴力の犠牲者のように見えますが、実際には「この人を支えられるのは私だけだ」と思い、夫の仕打ちに耐えて尽くすことで満足感を得ているのです。ほかにも「わがままな子供とそれに耐える母親」「働かない彼氏を支える同棲中の彼女」などにも、この共依存関係が見られます。

このような家に育つ子供は両親の双方からまともな愛情を受けられず、家庭から安心感を得られないので情緒不安定になりがちな傾向があることが指摘されています。

ミュンヒハウゼン症候群

この症状を依存症と呼ぶのか、精神障害と呼ぶのかは難しいところですが、嘘、または大げさな病状を吹聴して、周囲の関心や同情という社会的報酬を得ようとする症例です。

この病気にかかる人は、子供のときに手術を受け、周囲の同情や賞賛という社会的報酬を得た経験のある人に多いといわれています。そのことが忘れられずに、再び賞賛に包まれたいと思い、病院を渡り歩くのです。

関連した病気に、「代理ミュンヒハウゼン症候群」があります。これは自分が病気だと偽るのではなく、子供を病気に仕立て上げて周囲の同情を買うという方法です。

そのために実際に子供に毒物を服用させたり、注射をして病気にさせてしまったり、時には殺してしまったりすることもあります。子供を犠牲にしてでも社会的報酬を得たい――数々の症例は、この病気の根の深さを示しています。

オンラインゲームにハマる理由

ゲーム依存症は、プロセス依存の一種です。ゲームはセックスのような本能的欲望を満たすものでもないし、ギャンブルのようなお金を賭ける快感も与えてくれません。いわば、音楽や写真のような趣味の一つともいえます。しかし音楽や写真の依存症というのは聞いたことがありません。ゲームがほかの趣味と違う点はなんでしょう。

ゲーム自体は、いくらプレイしてもお金がもうかるわけではありませんし、皮膚感覚としての気持ちよさを与えてくれるわけでもありません。

しかし、多くの人が徹夜でゲームに熱中した経験があるのではないでしょうか。ゲームが写真や音楽と違う点は、この〝熱中を生むように設計された人工の趣味〟である点です。実はゲームは、巧妙に報酬系を刺激し、ドーパミンを分泌させるように設計されているのです。

例として、「スーパーマリオブラザーズ」のようなアクションゲームを取り上げてみましょう。物語は非常に明快な設定で始まります。

初めのうちは説明書など必要ありません。そして最初の画面は、誰でも1回か2回の挑戦でクリアできてしまいます。旗が上がり、小さな賞賛が与えられ、あなたは達成感を得ます。小さな努力と小さな達成感。しかしそれは確実にあなたの報酬系を刺激します。

2面、3面と画面が進むにつれ、次第に難しくなり、それをクリアするには努力と時間が必要になります。その分得られる達成感も大きくなります。この難度の上昇は、ドーパミン分泌系が刺激に慣れ、分泌量が減るのを妨げます。

さらにゲームが進むと、難度は上がり、攻略本を参考にしたり、隠しアイテムを探したり、裏側の画面に進んだりという発想の転換も必要になってきます。

そして最終面でいわゆるラスボスを倒したとき、ゲームはあなたに勇ましい音楽と美しい画面で最大限の賞賛を与えてくれます。

ほかのゲームではこれに同行者との友情や謎解きのスリルなど様々な要素が加わっていますが、基本はいかにしてプレイヤーに達成感を持たせるかということを目的として設計されています。

それはつまり、いかにして報酬系を活性化させ、ドーパミンを分泌させ続けるかということと同義なのです。

これは設計者が快感と脳内麻薬の理論を知っていたというより、人気のあるゲームを分析すると、こういうものが理想だという結論に達するからでしょう。

このような人工の報酬系刺激装置は、いわば薬物を使わない麻薬のようなものです。1983年の登場以来、いかにゲームが子供たちに愛されてきたかを見ればそのことがわかるでしょう。

実際に、ゲームが人間の脳をどう活性化させるかを研究した例があります。スタンフォード大学のアラン・ライスのグループはボールの動きをコントロールする簡単なビデオゲームを楽しむ被験者の脳スキャンを行いました。

ゲームの性質上当然と考えられる視覚処理や視覚的空間認知などに関係した部位はもちろん、やはり報酬系も活性化していたのです。そして、その活性化の度合いは男性のほうが高かったのです。

無料で無限に繰り返せるゲームによって、このような刺激を延々と受け続けた結果、部屋に閉じこもってひたすらパソコンやゲームを楽しむ引きこもりという人々が生まれました。彼らの報酬系はすでにゲームやインターネットの与える刺激によって耐性が形成され、日常生活の喜びを感じにくくなっているのかもしれません。

さらに、オンラインゲームとなるとこれに社会的な要素が加わります。オンラインゲームについて書かれたブログ「ＢＴＯパソコン・ｊｐ」で、筆者はその魅力をこう語っています。

・エンディングがなく延々と新機能が盛り続けられる
・端末と回線があればいつでもどこでも接続可能
・やればやるほど時間あたりの利用料が安く感じる
・珍しいアイテムを入手したときの脳内快楽と余韻
・知り合うキャラクター（の中の人）との会話が楽しい

オンラインゲームは、参加者自らがほかの参加者のゲームキャラクターとなって相乗的にゲームの環境を盛り上げていく特性があります。同じ報酬を受け取るのでも、ゲームに内蔵されたプログラムに褒められるよりは、生身の参加者からの賞賛のほうが、より大きな社会的報酬となることは明らかでしょう。

つまりオンラインゲームとは、ゲーム内のキャラクターからの賞賛や友情という、人間関係への依存を含んだ、プロセスへの依存症なのです。

「ハイリスク」という快感――ギャンブルへの依存

ギャンブル依存症も日常生活の破綻を引き起こす深刻な症状です。

例えば、パチンコをしている人の4人に1人が自分は依存症ではないかと思ったことがあると答えています。

また友人同士で麻雀を楽しみ、なかなかやめられなくなった経験がある方も多いでしょう。ギャンブルはお金の出費を伴いますから、依存症の結果は深刻で悲惨なものが多く、時には犯罪を招くこともあります。

ギャンブルがやめられなくなる原因として、昔からよくいわれているのは「ビギナーズラック」の存在です。ふらっと入ったパチンコ店で偶然大当たりが出ると、その経験が忘れられなくてパチンコ依存になるというような説明です。

もしこれでお客が増えるならパチンコ店は初めてのお客にサービスをするでしょうが、実際には初めての客を見分ける方法などありませんし、そのようなことをしなくてもお客はパチンコを楽しんでくれます。

最近ではどうもビギナーズラック説は間違いではないかといわれています。つまりそんなものがなくても、人は、いや動物はもともとギャンブルが好きなのではないかと考えられるようになってきたのです。

そのきっかけになったのが「スキナーの箱」と呼ばれる、有名な鳩の実験です。

・Aの箱：スイッチを押すと必ず餌が出る
・Bの箱：スイッチを押すとときどき餌が出る

この2つのタイプの箱を複数用意し、鳩を入れて一定期間放置して学習させた後、A、Bともに一切餌が出ないようにしました。

すると、Aの箱で学習した鳩は2、3回スイッチを押して餌が出てこなくなると諦めたのに対し、Bの箱で学習した鳩は、一日中スイッチを押し続けたのです。

Bの箱では、餌が出たり出なかったりするスリルが鳩に何度もスイッチを押させる動機になっていたのです。これがギャンブル依存症の原因ではないかともいわれています。

ギャンブルと報酬系

では、ギャンブル依存症の人の脳の中では、実際に「スキナーの箱」の鳩のような条件付け学習が起こっているのでしょうか。

ケンブリッジ大学のウォルフラム・シュルツらが、サルに擬似的なギャンブルを体験させる実験を行いました。

まず、サルの脳に電極をつけて、ドーパミン分泌神経の活動を記録できるようにします。次にサルの目の前にコンピュータの画面を置き、何種類かの色の光を2秒間つけて、その光が消えるのを合図に甘いシロップを与えるようにしました。その与え方には次のようなパターンがありました。

①まず、光の合図なしにシロップを与えると、当然そのシロップを得た時点で報酬系が活動します。

②次に、赤と緑の光をランダムにつけ、緑の光がついたときだけ2秒後にシロップを与えるようにします。すると初めはシロップがもらえたときにドーパミン神経が活性化していたのが、学習が進むとシロップを予告する緑の光がついたときにドーパミン神経が反

応するようになります。

③この実験を行った後、今度は期待に反して赤の光でシロップを与え、緑の光では与えないようにします。すると赤の光で予想外のボーナスをもらえたときにドーパミン神経が大きく反応し、緑の光でがっかりさせられたときにはドーパミンは出ませんでした。

ここまでわかることは、報酬系はシロップという「利益そのもの」に反応して活性化されるだけではなく、緑の光という「利益の予告」にも反応するということです。

④最後に青の光の登場です。この光がつくと20秒後に50パーセントの確率でシロップがもらえます。この光のパターンに慣れたときのサルの脳の反応は、赤の光とも緑の光とも違うものでした。

すなわち、青の光がついた直後に小さな活動が起こり、それからシロップをもらえる予定時刻までの20秒間にその反応は徐々に高くなっていくのです。

これはまるでルーレットやスロットが回転しているときの期待感のような作用です。動物は確実な報酬より、リスクを伴った報酬に強く反応するのです。

ギャンブルにおける脳の非合理な解釈

「こんな悪い手札では負けなかっただけマシだよ」

「この前のロト、10番違いで外れた。おしかったなあ、今度は当たりそうな気がする」

「ポーカーは自分でカードを切ったほうがいい手札が来そうだ」

普段は迷信や運などを信じない理科系の学生でもギャンブルの場になると、こんな占いのようなことを言う場合があります。実際にはどれも科学的根拠がない話です。

いい手札でも悪い手札でも勝てなければ結果は同じだし、10番違いでも1万番違いでもハズレはハズレ。誰が配っても手札の期待値は同じなのにもかかわらずです。

では、私たちの脳は実際に、このような非合理的な解釈を行っているのでしょうか。

ハーバード大学のハンス・ブライターらのグループは、人間の脳スキャンを用いてこの問題に取り組みました。

まず単純なルーレットのようなものを用意して、エリアを3つに区切ります。

一つのルーレットはその3つの区分が「＋10ドル、＋2・5ドル、±0ドル」、もう一つのルーレットは「－6ドル、－1・5ドル、±0ドル」となっています。

このルーレットを両方、被験者に試してもらいます。もちろん被験者にはその通りの額の現金が取引されると言ってあります。面白いことに、はじめのルーレットで±0ドルだったときと、後のルーレットで±0ドルになったときを比べると、同じ±0ドルでも後者のほうが報酬系の反応が大きかったのです。

これは「悪い手札だから負けなかっただけマシ」「いい手札だったのに勝てなかったのは悔しい」というのと同じで、結果は同じ±0ドルであっても事前の期待感によって脳の反応が異なってくることを示しています。

ニアミスや直接介入の効用

ケンブリッジ大学のルーク・クラークらのグループは、簡単なスロットマシンで同じような実験を行いました。そのスロットマシンは「当たり」と、そのすぐ隣の「ニアミス」を意図的に出せるようにしてあります。

結果は大変印象的で、ニアミスのときの報酬系の活動は当たりのときと同じように高かったのです。これは「僅差で外れた」ときには、被験者がより大きなスリルを感じていることを示します。

さらにスロットマシンのレバーを自分で操作したときのほうが、被験者の結果に対する満足度は高く、報酬系の一部の活動も高かったのです。

ポーカーの手札配りと同じく、自分で操作してもスロットの当たりの確率が大きくなるわけではありません。しかし、それでも自分で操作すると報酬系の活動が高くなるのは、運命を自分で選んでいるような気がするからでしょうか。

これがギャンブルに対する報酬系の反応です。

ギャンブル依存症になる人は、前述の青い光のような刺激を受け続けることで面白さを知り、ニアミスやいろいろなジンクスに翻弄されながら楽しむうちに、脳に耐性が形成され、より強い刺激を求めて何度でもギャンブルの場に通うようになるのでしょう。

ゲーム依存症やギャンブル依存症は、依存症としては軽い部類に入ります。予後は決して油断できませんが、ともかくも自分で依存症を克服し、社会生活に復帰する人が多いからです。

そして株式や投資の場において、このギャンブルに対する耐性を持った人たちが活躍していることも事実です。

第4章 社会的報酬

社会的報酬とは何か

学習作業の対価として食べ物を与える動物実験でわかる脳内メカニズムは、「生理的報酬」と呼ばれています。

この実験では良い報酬が得られると中脳にあるドーパミンを放出する細胞が活性化し、大脳基底核の線条体というところにドーパミンが放出されます。それが海馬に記憶されてさらに学習作業に意欲が出るとされているのです。

ヒトの脳が、どんな刺激に対してどのように活動しているのかを調べる技術が発達してきたことで、ヒトが金銭的報酬を得るときでも、やはり同様に線条体が活性化していることがわかってきました。

しかし学校で一生懸命勉強しても、お金をもらえるわけではありません。会社でも、いい仕事をした日にすぐ、いくばくかのボーナスを渡されることはないでしょう。それでも学生や会社員がやる気を出すのは、彼らがお金ではない報酬を受け取っているからです。それはおもに先生・上司や同級生・同僚からの褒め言葉でしょう。

ヒトはお金をもらうときだけではなく、他人から褒められたり良い評判を得たりすることも報酬と感じるのです。これが社会的報酬です。

社会的報酬は「承認」「評価」「信用」「信頼」「尊敬」などに分けられ、さらに「友人関係」「知名度の向上」など、関係性の強化も社会的報酬とみなされます。

承認・評価

例えばあなたがテストで100点をとったとします。その答案を見て喜ぶ。ここまでは自分で自分の価値を確認している段階です。

次に気になるのは周りの人の点数、つまり平均点でしょう。みなが100点だったら、先ほどの喜びもしぼんでしまいます。ですから、周りから称賛を得るために、さりげなく友人と話してお互いの点数情報を交換したり、わざと人に見えるように机の上に答案を置いたりすることがあるかもしれません。

これが承認や評価です。学生だけではなく、社会においてもこのシステムは大変有効に機能しています。成績優秀な社員に対する「社長賞」、様々なコンテストや学術文化の各分野、ゴルフコンペなどでの「○○賞」などはすべてこれにあたります。

承認や評価をするときに、効果が高いのが「Iメッセージ」です。

「(あなたは)素晴らしいね」「(あなたは)頑張ったね」という言い方は主語があなた(You)であるメッセージで、Youメッセージと呼ばれます。これは冷静な言い方ですが感情のこもらない、ある意味で上から目線の言い方だともいえます。

「(私は)あなたのすごさには毎回驚かされる」「(私は)あなたの作品に感動して涙が出そうになった」なら、これは主語がわたし(I)であるIメッセージです。IメッセージのほうがYouメッセージよりも「あなたの価値を認めていますよ」という気持ちが十分に伝わり、社会的報酬としての価値も高いというわけです。

信用・信頼・尊敬

あなたに、なじみの料理屋さんがあったとします。食事の後、いつも「ありがとうございます」と言われて嫌な気がする人はいないでしょう。しかしもし、カウンターで頼む品目や順番を見て「お客さん、通だねえ」とご主人から「評価」されたらもっと嬉しいのではないでしょうか。さらに常連としての「信用」を得て、来店のたびに何も言わなくても毎回同じお酒が出てきたり、「信頼」されて「なかなか食べられない〇〇という魚が入りそうなんだけど、次はいつ来てくれるかな」なんて尋ねられたりしたら、これはもう個人的なつながりができたということで喜びの度合いはもっと高まります。

そして一番難度が高いのが「尊敬」。あなたが、メニューにない、ちょっと変わったものを注文して毎回食べていたとします。それがある日、店のメニューに「店長のお勧め」として載っていたら――もうあなたは一生その店に通い続けるかもしれません。

今の話の中で、店長は多少の便宜をはかってはいますが、決して割引きをしたり、お願いをしたりしているわけではありません。しかしあなたは店長からたくさんの社会的報酬を得ており、それがもっと欲しくて、自分の意思で店に通い続けるのです。このしくみはまさに今まで何度も見てきた、脳内麻薬による快感が行動を決めるという筋書きにぴたりと合うものです。

社会的報酬とドーパミン

自然科学研究機構生理学研究所の定藤規弘教授のグループでは、機能的磁気共鳴画像装置（ｆＭＲＩ）を使って、平均年齢21歳の男女19人が「報酬としてお金を得たとき」と「褒められたとき」の脳の状態を比較しました。

その結果、他人に褒められたときに反応する脳の部位と、金銭をもらったときに反応する脳の部位は、まったく同じ部分（線条体）であることがわかりました。

つまり「社会的報酬」とは言葉の上の遊びではなく、脳にとってはまさしく「報酬」そのものであることを示しています。それだけではなく、社会的報酬と金銭的・生理的報酬が脳の同じ部分で評価されているという事実は、これらが交換可能であることを示します。非常に単純化してしまうと「お金」で「友情」や「愛情」が買えるということです。逆に、「愛情」を「お金」に換えることもできます。

もちろん、後天的な教育によって、お金で愛情や友情を買うことを不徳とする価値観が刷り込まれていますから、交換可能だからといって、お金でこれらを買おうと行動する人はあまりいないかもしれません。しかし、脳科学的に見ると、やはり買えるということになってしまうのです。

そして、ドーパミンによる報酬系の活性化の度合いが、報酬の大きさ・価値を決めるための物差しとして使われているわけです。例えば、寄付をする（お金を支払う）と他人に評価されるという形の社会的報酬を得られますよね。

寄付という行動に関しても、定藤教授のグループは、面白い研究をしています。彼らは、ネット上で寄付をしている人の脳の活動を、ＭＲＩを使って分析しました。

その結果は大変興味深いものでした。人が見ているときには寄付をするほうが線条体の活動が高く、人が見ていないときには寄付をしないほうが線条体の活動が高かったのです。つまり、社会的報酬が得られるときには金銭的な損失を我慢し、得られないときには我慢しないということです。

この実験では、金銭については報酬ではなく損失を扱っていますから、厳密にいうと2つの報酬がトレード・オフの関係にあるとはいえません。

しかし、実際の社会では限られた時間の中で自分の生活のための仕事（金銭的報酬）をするか、ボランティア活動（社会的報酬）をするか、彼氏・彼女とのデート（生理的報酬？）をするか——という選択はよく起こります。私たちがその狭間で迷っているとき、脳もまた同じように迷っていると考えたら、面白いのではないでしょうか。

独裁者ゲーム

生理的報酬は食べ物や飲み物など生理的満足に直結するものです。これはどんな動物にも存在します。ですが、金銭的報酬、社会的報酬は、直接生理的満足につながらない、人間だけが理解できるものです。

特に社会的報酬は、与える人と受け取る人が存在し、その立場によって報酬の感じ方が違ってくるという意味でもっとも複雑です。

例えば体育の時間に50メートル走で1位になり、みなから賞賛を受ける――という経験は、嬉しいものです。しかしいつも活躍している人とそうでない人では、価値が大きく違うでしょう。それぞれの人で異なる報酬の大きさを、同じスケールで評価するための物差しになっているのがドーパミンの量、そして報酬系の活動の大きさです。

異なる報酬の競合関係のうち、社会的報酬と金銭的報酬が相反するときに人がどうするかを試す心理学的ゲームがあります。その中の一つ、「独裁者ゲーム」を取り上げて、報酬系の特徴を説明しましょう。

独裁者ゲームのルールは非常に簡単です。使用するのは換金可能なチップだけ。枚数は6の倍数がいいですが、ある程度多い数ならばなんでも構いません。ここでは30枚とします。プレイヤーは2人単位です。

（1）2人のプレイヤーは「分配者」と「受け手」のポジションを割り振られます。
（2）分配者は30枚のチップを自分と受け手に自由に配分します。

ルールはこれだけです。おわかりのように、ゲームと名前がついていても、これは競技ではありません。心理学的な実験です。

このゲームの面白いところは、ゲームの参加者のほとんどが、自分が最大限、金銭的利益を獲得するような選択はしない、という点です。

分配者の金銭的利益を最大にする選択肢は、もちろんすべてのチップを自分に配分するという決定を下すことです。しかしそれをする人はほとんどいません。平均して20パーセント（この場合は6枚）ほどを受け手に配分します。この枚数は日本人ではもう少し多くなり、40パーセント程度になる、というレポートがあります。

金銭と、相手から受ける感情を天秤にかけたとき、金銭的報酬を最大にするよりも、相手から受ける負の感情を和らげたい、良く思われたい——すなわち、社会的報酬も得たい、という気持ちが生じることがその理由です。

最後通牒ゲーム

独裁者ゲームには数多くのバリエーションがあります。その中で一番有名なのは「最後通牒ゲーム」という変化型でしょう。

（1）2人のプレイヤーは「分配者」と「受け手」のポジションを割り振られます。
（2）分配者は30枚のチップを自分と受け手に自由に配分します。
（3）受け手は配分結果に満足しない場合、それを拒否できます。拒否した場合、分配者・受け手とも受け取るチップの数は0枚になります。

独裁者ゲームでは、受け手には何の選択権もありませんでした。しかし最後通牒ゲームは、不当な分配をされた場合、拒否権を行使してゲーム自体を無効にしてしまえるのです。

これは強力なオプションですが、拒否をすると自分のチップも0枚になり、得られる利益もゼロとなってしまいます。ですから、もし受け手がチップ（金銭的報酬）のことだけを冷静に考えると、次のような選択が有利なのは明白です。

「分配者が1枚でも自分にチップを配分してくれるなら、拒否しない」

しかし実際にゲームを運営すると、分配者は1枚ではなく4～5割のチップを受け手に配分します。また受け手は自分に0枚ではない数のチップが配分されても、それが少ないと感じた場合には、一定の割合で拒否権を発動するというケースが観察されます。

この傾向はあらゆる文化圏で普遍的に見られます。つまり、最後通牒ゲームと同様、分配者の行動には、金銭的報酬以外のものが影響しているのです。

換金率の差がもたらすもの

独裁者ゲーム、最後通牒ゲームともに、ゲームで使われたチップは一定の割合で換金されることになっています。

今度は、その割合に差をつけるという実験をします。2人のプレイヤーの「公正性」の意識を操作することが、この実験の目的です。

実験結果を分析してみると、分配者の得たチップを受け手のチップの2倍の換金率に設定するケースが多く見られます。

ちなみにこの場合「公正」な、つまり2人が結果として同じ金額を得る分配は、分配者10枚、受け手20枚です。これにはさらに、換金率に差があることを「分配者だけが知っている場合」と「分配者・受け手ともに知っている場合」というバリエーションがあります。

北海道大学のチームは、このゲームで分配者や受け手の心理がどう結果に影響しているかを知るために、独裁者ゲームと最後通牒ゲームを行い、その後に分配者役のプレイヤーに3つの質問をしました。

質問① このゲームで試されているのはあなたの「モラル」ですか「競争力」ですか

この質問については独裁者ゲームでは「モラル」と答えた人が多く、最後通牒ゲームでは「競争力」と答えた人がわずかに多かったのです。つまり、このゲームの分配者は金銭的報酬だけではなく、「モラル」をかなり重視しているのです。このモラルが自分だけに有利なチップ配分をすることを妨げています。

質問② 受け手は、あなたがチップを何枚分けると予想していたと思いますか

この質問では、どちらのゲームでも換金率の不平等がバレているときのほうが分配者は受け手から多くを期待されていると感じており、さらに受け手の拒否権が加わる最後通牒ゲームではその予想は大きくなっています。つまり、受け手が拒否できる、できないにか

かわらず、分配者は受け手の公平感覚に配慮しているということです。

質問③　受け手は、あなたが配分するチップが何枚以下なら怒ると思いますか

この質問で分配者は、換金率の不平等がバレているときのほうが、受け手のハードルは上がるだろうと考えています。ただし、それはどちらも実際の公平なチップ数よりも低く、ゲームの違いや換金率がバレているか否かによる違いはわずかでした。

これらの結果は、人が利益を伴った決断をするときは、金銭的報酬だけでなく社会的報酬、つまり公平感の獲得をも視野に入れて行動することを示しています。

以上の「分配者の気配り」についてのデータは、私たち日本人にとってごく自然に思われます。しかし実際に分配されたチップの枚数分布を見ると、さらに面白い結果が見られます。

次ページのグラフを見て下さい。黒い棒グラフは換金率の不平等が受け手にバレている場合、白い棒グラフはバレていない場合を示しています。

図8　独裁者ゲームと最後通牒ゲーム、提供チップ分布

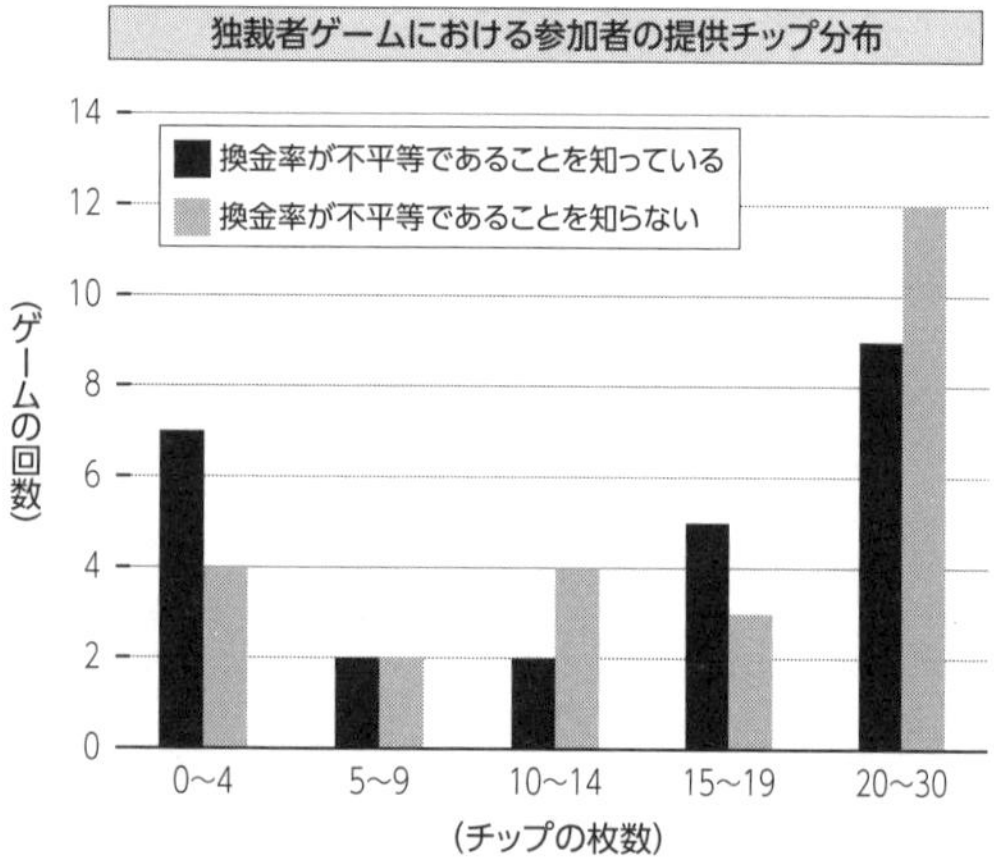

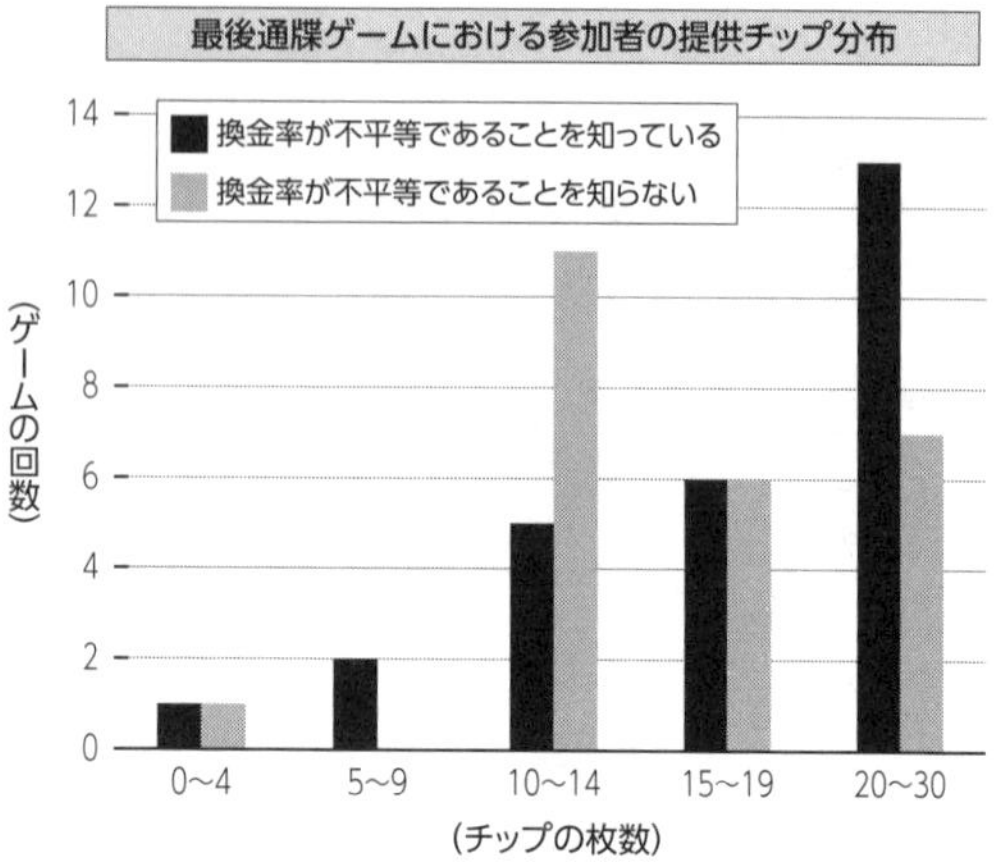

出典：北海道大学 橋本・山岸(2007)による

ここでは受け手に提供されたチップの枚数の「平均値」ではなく分布に着目します。もとの研究者グループの研究目的にはないので彼らは指摘していませんが、独裁者ゲームでは凹型に2極分化するのに対し、最後通牒ゲームにおいては、その分布はおおむね10〜20枚をピークにした山型になるのです。

このことは何を意味するのでしょうか。相手が拒否できない場合（独裁者ゲーム）、分配者は熟慮の末、

①自分の金銭的報酬のために相手にはほとんどチップを配分しない

②社会的報酬のために相手に多額のチップを配分する

という2つの極端な行動のどちらかを取り、相手に拒否権がある場合（最後通牒ゲーム）は、拒否されてすべてを失うのを防ごうとして、受け手に極端に少ないチップを配分するのをやめて、金銭的報酬と社会的報酬の妥協点をさぐるのではないでしょうか。

責任というストレスの回避

独裁者ゲームには、プレイヤーが分配者・受け手のどちらになるかを選べるというもの

もあります。これは明解に分配者を選んだほうが有利です。独裁者ゲームでは受け手に拒否権はないので、チップ0枚にされても仕方がないのですから。

しかしこの変化型では面白いことに、2〜3割の人が受け手になることを選ぶのです。これには次のような意味があるのではないでしょうか。

・金銭配分を決定するという責任は人間の脳にとってストレスになる。
・相手がそうそう無茶な配分をしないという期待感がある。

社会心理学ではこのようなゲームは数多く知られており、それぞれ興味深い結果が報告されています。

ただし、これらのゲームで与えられる報酬は数百円程度の少額です。実生活では報酬が数万円、数百万円、さらには数億円になるような場合もあります。

年収と幸福感は相関しない

金銭的報酬のうち、もっともわかりやすいのはサラリーマンの年収でしょう。会社に勤める理由はいろいろあると思いますが、給与を得て生活の糧にすることはもっとも大きな動機でしょう。

図9　現在の仕事にやりがいを感じますか?

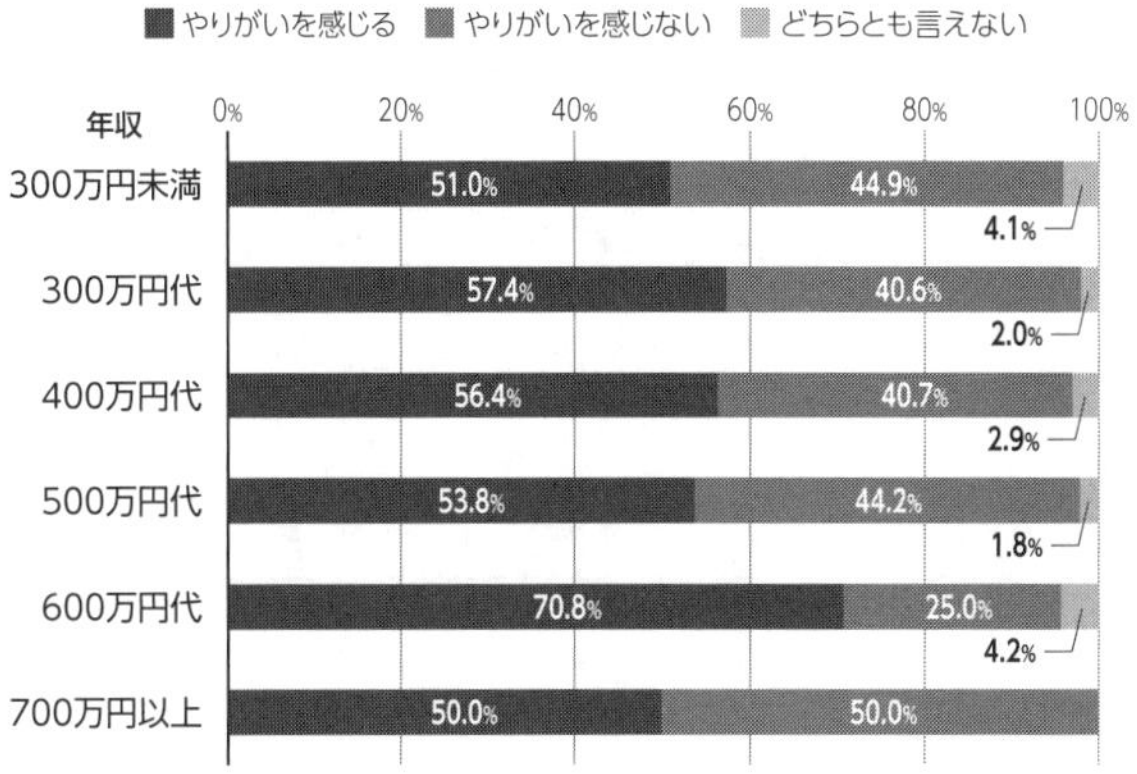

出典：リクナビ調べ(2007)

昨今の不況で、いわゆる一流企業も赤字に転落するところが見られ、サラリーマンが安定した収入を確保するのはますます難しくなっています。しかし、年収が仕事の満足度に直結しているかというと、必ずしもそうはいえないのです。

上のグラフは、ある大手就職情報サイトが20代、30代のビジネスパーソン５００人に年収別に「今の仕事にやりがいを感じますか？」という質問を行ったものです。

驚くべきことに、年収３００万円未満の人と７００万円以上の人が仕事に感じる「やりがい」はほとんど同じ、むしろ年収の少ないグループのほうがやりがいは大きいのです。

図10　世帯所得と幸福度

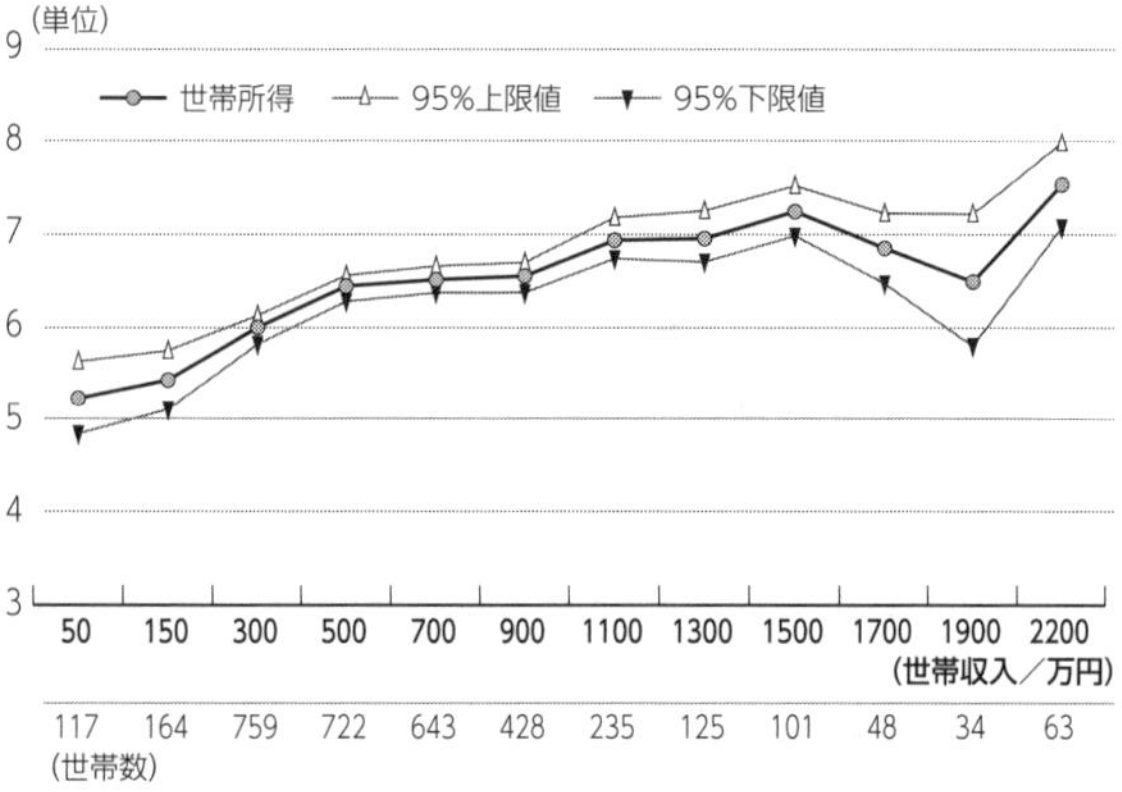

出典：大阪大学COEアンケート調査（2005）

また、年収と幸福感についての次のような調査があります（上のグラフ参照）。大阪大学のＣＯＥ（Center of Excellence）プロジェクトの一部として20～65歳までの６０００人を全国から2段階抽出し、世帯年収別に「幸福感」を尋ねたものです。

それによると所得１５００万円までは、所得とともにゆるやかに幸福度が上昇しますが、それを超えるとむしろ低下します。また、５００万～９００万円、１１００万～１３００万円の世帯の幸福度はほぼ同水準で、必ずしも年収とともに幸福感が高くなるわけではありません。

次にこんな例をご覧下さい。

今年（2013年）の2月首都圏にあるコンビニエンスストア「ナチュラルローソン」で、「新潟コシヒカリで作った母のmy姫弁当」という398円の可愛らしい弁当が発売されました。安くて見た目も良いのでご記憶の方がいるかもしれません。

実はこの弁当はそのおもなターゲットである首都圏のOL、16人が開発したものです。しかもそのプロジェクトには参加費3000円がかかるのです。自分の時間を使って、アイディアを提供し、カロリーから原価計算までこなして企画を立て、プレゼンテーションまで行うのに無給どころか参加費を取られるというのはものすごく損な気がします。

ところがこれが女性向け人気サイト「Ozmall」で募集が開始されるや否や、16人の定員に対して、約16倍の258人の応募があったといいます。ビジネス新聞の記者が参加したOLの方にその動機を聞いたところ、その1人から「自分の作ったお弁当をいろいろな人に食べてもらえるのが楽しみ。採用されたら友達に自慢します」という答えが返ってきたそうです。

もちろんこれらの結果は金銭的報酬の重要性を否定するものではありません。ビジネスの世界ではモチベーション（やる気）のもとになる要素として、「収入」「地位（キャリアアップ）」「周囲の賞賛や感謝」の3要素がよく挙げられます。このうち後の二者は社会的報酬です。

実生活では金銭的報酬と社会的報酬は比例することも多いのですが、必ずしも金銭的利益が伴わなくても、社会的報酬が満たされるのであれば、人は熱心に行動するのです。

「ロウソクの問題」が示す、ヒトの行動動機

それでは人はどんなときに社会的報酬を重視し、どんなときに金銭的報酬を重視するのでしょうか。この問題については、行動科学の分野で「外的動機付けと内的動機付けのダイナミクス」というテーマとともに長年研究されてきました。

中でも有名なのは1945年に、カール・ドゥンカーという心理学者が考案した「ロウソクの問題」です（図11参照）。

被験者は狭い部屋に入り、ロウソク、1箱の画鋲、マッチを渡されます。そして、「テーブルに蠟がたれないようにロウソクを壁に取り付けて下さい」という課題を与えられます。

被験者はまず画鋲でロウソクを壁に留めようとし、次にとかしたロウで壁にくっつけようとしますがうまくいきません。数分後、たいていの人は画鋲の入った箱を画鋲で壁に留

図11　ロウソクの問題

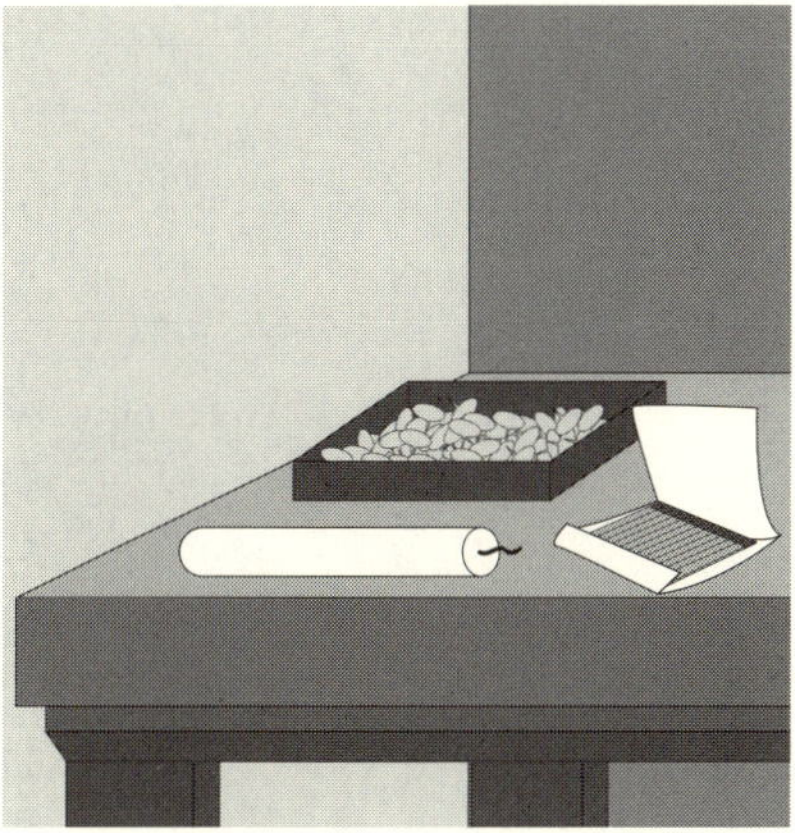

画鋲が箱に入っている

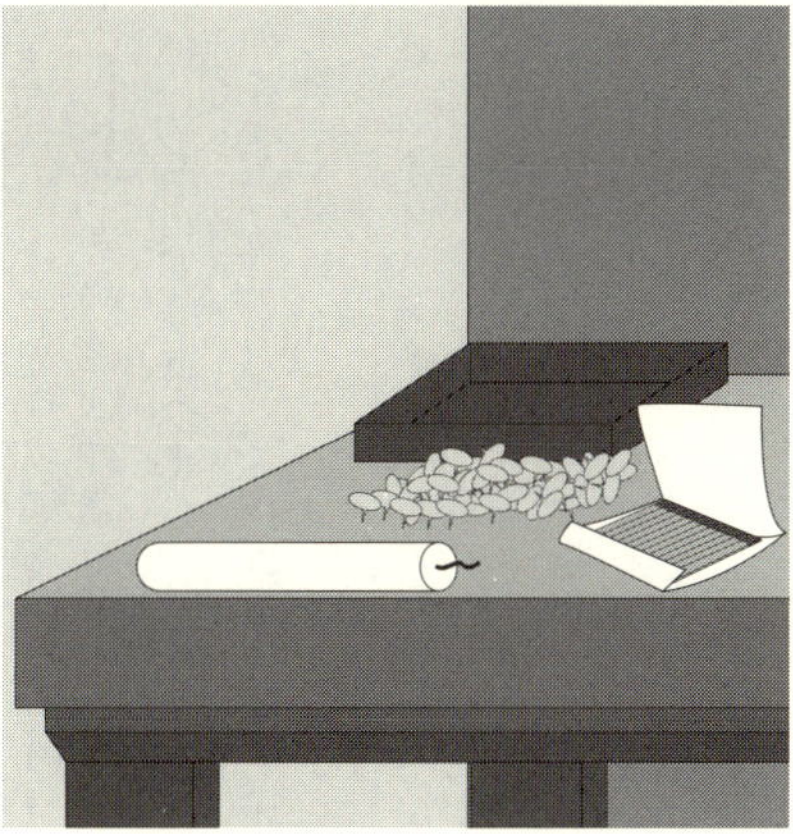

画鋲が箱に入っていない

めてロウソクの台にすることに気づきます。これ自体は画鋲の箱というものの機能を別の用途に変えて考えられるか、という発想の転換のテストです。

サム・グラックスバーグという科学者がこの課題を使って次のような実験をしました。被験者を2つのグループに分けて、1つのグループには、「この種の課題を解くのに一般にどれくらい時間がかかるのか、平均時間を知りたい」と言い、もう1つのグループには「問題を早く解いた上位25パーセントの人に5ドル、1番になった人には20ドル差し上げます」と伝えます。

その結果、金銭的報酬を約束されたグループは、そうでないグループより平均で3分半余計に時間がかかってしまいました。

この実験は何度も試して確認され、ビジネスにおける成功報酬による動機付けに深刻な疑問を投げかけました。

グラックスバーグは、これと似た別な実験もしました。2つのグループに提示された条件はまったく同じ。ただし、画鋲は箱に入っていませんでした。これはまったく頭を使わない、単純な課題です。

今度は後者の、金銭的報酬を約束されたグループのほうが勝ちました。このように単純な作業については、金銭的報酬は強力に作用します。

明確な金銭的報酬というのは視野を狭め、心を集中させるものです。それは単純な作業では効果を発揮します。それに対して平均時間を知るために協力してほしいという要請は相手の感謝と評価という社会的報酬を予想させるものです。こういう動機付けは、答えがあるのかないのかわからないような、知的な課題に向いているようです。

他者との比較で得られる幸福感

「隣の芝生は青い」という格言があります。石川啄木も「友がみなわれよりえらく見ゆる日よ」という歌をよんでいます。

私たちの「幸福」という価値観がもし絶対的なものなら、隣の芝生だから青く見えるということもないし、友人がえらいかどうかが自分に影響することはないはずですね。

現代日本は、過去の時代よりはるかに物質的に豊かになりました。飢え死にするような人はまずいませんし、若いときの死亡率も低く、平均寿命は世界最高レベルです。

しかし国民の幸福度を調べてみると、日本は決して高くはありません（ギャラップの2010年の調査によれば、日本の幸福度は81位）。

昔よりはるかに便利な生活を送ることができる私たちが、昔より幸福感が得られないのはなぜなのでしょうか。

最近、人は自分の経済的な状況を絶対的な物差しで見るのではなく周囲との比較で決めているらしいことがわかってきました。ボン大学のアルミン・ファルクらのグループでは2人ずつ19組の被験者に単純な知覚課題をやってもらい、その結果をフィードバックする実験を行いました。

その問題とは画面全体に1・5秒間、多数の点が現れ、それが消えると数字が現れるものです。被験者は点の数が数字より多いか少ないかをボタンを押して答えます。

正解すると報酬がもらえますが、その支払いのしくみが少し変わっています。報酬は2人の成績によって決まり、どちらかが正解したら正解したほうに支払われます。そして両方が正解すると、コンピュータが30〜120ユーロの金額を2人にランダムに分配するのです。

この実験の結果、報酬系がもっとも強く活性化したのは、両者正解のとき、自分の得た金額が相手の報酬より多く、さらに得た金額が大きく食い違ったときでした。人の脳は、他者との相対的な報酬の差に強く反応していることがわかったのです。

さらに、イギリスのウォーリック大学心理学部、クリス・ボイス博士らの調査により、自分の年収が前年より上がっても、周囲と比べてより収入が多くないと幸福は感じない、ということが明らかになりました。

ボイスの調査では、「所得」より「所得順位」(性別・年齢・教育レベル・居住地域などが同じ人々の集団の中での順位)のほうが、「生活満足度」にずっと強く相関することがわかったのです。つまり、「いくら稼いでいるか」より、「周囲と比べてどれだけ稼いでいるか」が、幸福を感じるかどうかには重要だというわけです。

お金持ちになって生活レベルが上がってしまい、お金持ちの友人とばかり付き合うようになった、もっとお金を稼いでもっとお金持ちの友人とばかり付き合うようになった、ということを繰り返していると、どんなに稼いでも幸せにはなれないということになってしまいます。

却ってお金持ちになどならず、身の丈に合ったつつましい生活を続けていったほうが、より幸福に近づけるのかもしれません。

浮気する脳

第3章で書いたように、セックスの快感は生理的報酬ですが、「愛情」を受けることは社会的報酬になります。この2つは普段結びついていますが、愛情があるからセックスしたくなるのか、セックスすると愛情が形成されるのかという問題はときどき話題になります。

実は動物の浮気の研究から、この答えの一部はおそらく後者、つまり「セックスによって愛情が深まる」ことがわかってきました。

浮気というささか背徳的な概念を持つのは、浮気と本気の区別のある生物、つまり決まった相手とつがいになる性質を持つ生物だけですが、これは生物界では少数派です。

魚や貝など体外受精をする生物は、もともと子供の親が誰と誰であるかは確率的にしかわかりません。体内受精をする哺乳類、しかも霊長類に限っても、ほぼ乱婚状態のチンパンジー、一夫多妻のハーレムを持つゴリラがいます。

これには面白い話があり、『オスとメス＝性の不思議』(講談社現代新書)によると、体重に対する精巣の重さの割合はハーレムを持つゴリラで0・02パーセント、一夫一婦制のヒトで0・04〜0・08パーセント、チンパンジーで0・3パーセントになるそうです。

チンパンジーがやけに大きいのは、乱婚状態では、ほかのオスとも交尾するメスに自分の子を産ませようとすると、大量の精子を注いで受精させる（精子競争といいます）しかないという事情があるそうです。

一方、オス同士の物理的な闘争に勝ってハーレムを持つには、ゴリラの体は大きくなる必要がありますが、精子間の競争は必要ないので精巣が比較的小さめになるというわけです。

ヒトがゴリラより大きめの精巣を持つことは、ヒトにも精子競争、つまり乱婚の可能性がなくはないということを暗示しています。実際、ほぼ一夫一婦制を保つといわれていた鳥類でも、DNA鑑定をすると、例えばコマドリで卵の約20パーセントがつがいの相手のオスの子ではないという結果が出ています。

浮気するアメリカハタネズミ

婚姻制度に脳がどのように関わっているかは、ハタネズミというネズミの仲間でよく研究されています。

このグループのうち、プレイリーハタネズミはほぼ完全な一夫一婦制、オスも育児に積極的に関わりますし、つがいの相手が死んだら一生ほかの相手と交尾することはありません。一方、アメリカハタネズミはオスが特定のメスとつがうことをせず、単独行動をとります。もちろん子育てもしません。アメリカ・エモリー大学のラリー・ヤングらのグループは、この2種の行動の差の原因をさぐるべく、その脳の働きを調べました。

この話にはバソプレシンというホルモンが関わっています。

このホルモンは抗利尿ホルモンとして高校の生物でも習いますが、セックスの最中にオスの脳の中で分泌され、相手のメスに対する愛着を形成することが知られています。

面白いのは、バソプレシンの受容体にV1aと呼ばれるものがありますが、この受容体の脳内の分布が、まじめなプレイリーハタネズミと浮気者のアメリカハタネズミでは異なっているのです。前者ではV1aが腹側淡蒼球《たんそうきゅう》と呼ばれる部分に多く、後者では外側中隔と呼ばれる部分に多いのです。

そこで、ヤングたちは腹側淡蒼球のV1aをブロックする薬をプレイリーハタネズミのオスに投与したところ、オスはメスと安定したつがいを作らず、子育てもしなくなりました。

腹側淡蒼球は報酬系と関わっています。報酬系のドーパミンを放出する神経が伸びている側坐核から、腹側淡蒼球にさらに神経が伸びてきています。この神経がバソプレシンの分泌に関わっていると考えられます。

ヤングたちが立てた仮説はこうでした。プレイリーハタネズミは1回の性交の報酬としてのバソプレシンによる快感が大きいために、メスに忠節を尽くすようになるが、アメリカハタネズミではそうでないために次々と相手を変えるというものです。

彼らはそれを確かめるためにバソプレシンの受容体をコードしている遺伝子をアデノウイルス中に入れて実験用マウスの脳に送り込みました。すると乱婚型であったマウスのオスがプレイリーハタネズミのような一夫一婦制行動をとるようになったのです。

プレイリーハタネズミは、オスとメスをある一定の時間、同じ箱の中で飼うと、オスはずっとメスに寄り添うようになります。しかし一緒にはするが交尾はできないようにすると、この行動は見られません。

これには側坐核のドーパミン受容体の働きが関係していると思われ、この受容体を活性化させると交尾できない状態でもオスはメスに寄り添うようになります。逆にこの受容体の働きをブロックすると、交尾できる状態でも寄り添い行動は形成されません。報酬系はこんなところにも影響していたのです。

メスについては側坐核に分泌されるオキシトシンが重要な役割を果たしていると考えられます。オキシトシンというのは、俗に愛情ホルモンと呼ばれ、個体間での愛着の形成に一役買っているといわれる物質のことです。オスと同様、このオキシトシンの受容体をブロックすると、メスも同じオスへの愛着を示さなくなることがわかっています。

結婚生活と脳

ここまで研究が進んでくると、ヒトのオスつまり男性の浮気傾向とバソプレシン受容体の関係はどうなのだろうという疑問が生まれます。

ヒトの遺伝子の詳細な分析から、ヒトにも同様な現象があることがわかってきました。バソプレシンの受容体を作る遺伝子ＡＶＰＲ１Ａを調べると、いろいろな変化型のうち、ある変異型を持つ男性の妻は不満を抱きやすく、結婚生活に危機を迎えている率が高いことがわかったのです。

実は人間の社会的行動にはこのバソプレシンが脳内で重要な役割を果たしています。

エルサレムのヘブライ大学の研究では、脳のある部分にバソプレシンの受容体が少ないと、無慈悲な行動をとる傾向が高くなるということが明らかにされています。

研究には前述の「独裁者ゲーム」と呼ばれる心理実験が使われました。このゲームはプレイヤーが利他的な行動をとるか、利己的／独裁的行動をとるかを決定することが可能で、ヒトがどれほど自己中心的な行動をとるかの判定に使われるものです。

無慈悲で自己本位的な行動をとる人ほど、AVPR1A遺伝子の長さがより短く、バソプレシンの効果をあまり感じられない脳であることがわかったのです。また、性別によっては特に差は見られませんでした。

さらに、同じ遺伝子に逆の特徴を持つ（より長い）人は、そうでない人に比べて約1・5倍、他者に金銭や物品を分け与える傾向が強いということがわかっています。

これは、遺伝子を調べることに同意してもらった203人の被験者に、コンピュータでゲームをさせ、自分でポイントをため込まずに仲間に分け与える傾向を計測するという実験で明らかになった結果です。

この実験により、それまでは親の育て方や環境で決まると考えられてきた性格傾向が、実は遺伝的な要素に左右されている可能性がある、ということがわかったのです。

社会的報酬の周囲にあるもの

社会的報酬を求める行動は「向社会的行動」といわれるものの一つです。ヒトの社会は血縁のない人々が役割を分担しているので、利己的な人間ばかりでは成り立ちません。つまり他人の利益になる行動（利他的行動・向社会的行動）をまったくしない人は社会の構成員になれないのです。

しかしヒトは生物の一種ですから、当然自己とその子孫を守るための利己的な行動もします。この2つの折り合いをつけながら、人類はどうやって利他的な行動を身につけたのでしょうか。

これには、進化論・遺伝学・神経生理学・社会学などを総合して考える必要があります。ヒトの向社会行動の発達には大きく分けて2つの経路が考えられています。

1つはサルの前頭葉F5領域にあるミラーニューロンの発見でわかった、「他者に共感するシステム」の存在です。これは本書の主題ではないのですが、ヒトには他者の立場に立ってみる能力（perspective taking）と他人に共感する能力（empathy）があります。

苦しんでいる他者を見たときにヒトはこの回路が発動し、他人の苦しみに共感します。その結果、犠牲者の苦痛を和らげることが自分の心の苦しみを和らげる（「共感的苦痛の回避」）ので、他者を援助するのだという説明がなされています。

しかしこれだけでは、すべての向社会的行動は説明できません。

例えば、先に例に挙げたお弁当の開発を自分でお金を払ってでも行うＯＬの例などがそうです。彼女たちは決して特定の他人の苦しみを和らげるためにお弁当を作ったのではないでしょう。

そこで登場するのが、利他行動も社会的報酬を得ようとする行動であり、金銭的報酬を求める経済行動と同じ土俵で考えることができるという立場です。

他者からの良い評判という社会的報酬と金銭的報酬は、共に報酬系の「線条体」を活性化させます。こうして異なる種類の報酬を比較検討し、どういう行動をとるか決定するときに使われるのが、報酬系が与えてくれる快感なのです。

自分が生きている意味を確認せずにはいられない、特異な生物

音声による会話・道具や火の使用などヒトの文化的能力は、脳から生じます。つまりヒトをヒトであらしめているのはその脳だといえるでしょう。脳に注目すると、ヒトには非常に多くのほかの生物に見られない特徴があります。

冗談を言って笑う、趣味や道楽を持つ、詩や小説を書く、自殺をする——いくらでも挙げられます。

そしてその中には、非常に不思議な能力である「自分が生きている意味を知ろうとする」という働きがあります。

人生に悩む人々の多くが「生きている意味が見つからない」という言葉を残し、逆に老人になっても「生きがい」があるので元気でいられるという人もいます。

一般の生物にとって、生きるのに必要なものはまず食べ物、水。そして住み場所や縄張りといった空間、交尾や群れを作るためのほかの個体。これら（生物学的な意味での資源）が満たされれば不足はありません。生きる意味がないと生きていけないというのはヒトだけです。これはどこから来るのでしょうか。

例えば、金銭的報酬を生まず、社会的報酬を生むと考えられるものに、寄付や慈善事業などの利他的行動があります。

利他的行動はヒトだけではなく多くの生物に見られます。利他的行動で快感を覚える、このようなシステムは、どんな必要性があって進化してきたのでしょうか。

生物は生き残って、次世代の子に自分の遺伝子を伝えることで、種を維持していきます。

しかし、そのように考えると、自分の利益にならない行動の進化は、謎としかいいようがありません。古くから、この謎は動物行動学や進化生態学などで研究対象になってきました。

一概に答えを出すことは非常に難しいのですが、一つには、ヒトが単独行動で生き残ってきた生物種ではなく、群れを作り、社会性を持つことで生き延びてきた種であるというところに原因があると考えてよいでしょう。

現在の当該分野の研究者の見解としては、一見生存に不利であるような行動（他人の子を育てる、群れの見張り役をして敵が来たときに警戒音を出す）は、個体レベルでの生存よりも、種のDNAを残すことに重きが置かれたために、利他的行動に快感を覚える機能が脳に備わったのだ、と考えられています。

社会的報酬は、個体として生き延びることだけに快感を覚えるよりも、種として生き延びることを優先した生物の、生きるための知恵だったのです。

「スマイル0円」の価値

「スマイル０円」は某ファストフードショップのキャッチコピーですが、笑顔にはどのような効果があるのでしょうか。

一般的に小売業では店員に笑顔での接客を求めます。お客さんにいい印象を与えるためなのはもちろんですが、店員自身にとってもプラスの効果があるとされています。

人間の視覚は「顔」に対して特別な認識を持っているようです。

例えば自動車を漫画化すると必ずと言っていいほどライトが目、ラジエターグリルが口になるように描かれます。またホンダのモーターサイクル「ＦＡＺＥ」のようにその効果を使って前方から発見しやすくする工夫をしたものもあります。

ほかにも記号の羅列にすぎないものが顔に見える「顔文字」や、木の幹の穴や石の形がおそろしい顔に見えるホラー系の絵など、そうした例は枚挙に遑《いとま》がありません。

このことは実はサルを使って１９６０年代に研究が始まっています。

１９６８年、ハーバード大学の心理学研究室で、サルの側頭葉の神経細胞活動を記録していたチャールズ・グロスらは、手の形を見たときに特別強く反応する神経細胞を発見しました。これがいわゆる「手ニューロン」で、見せるのは本物の手でなくてもいいのですが、形が抽象的になるほど反応が弱くなるとされています。

このグループの１人、チャールズ・ブルースは、「顔」を見たときに反応する神経細胞

「顔ニューロン」を発見しました。これはサルの顔やヒトの顔の絵によく反応しますが、目のない顔や模式的な顔の絵では反応は弱くなります。

笑顔を見るとき、笑顔でいるとき

この実験で、脳が顔を特別なものとして認識していることがわかりました。実際に顔に反応する単一の神経細胞があるのかどうかについてはまだ議論の余地があるようですが、人と出会ったときに、まずその顔に視線が集中することは間違いないでしょう。そのときに相手が笑顔であることが、どういう意味を持つのでしょうか。

これを説明するのが先のミラーニューロンのシステムの存在です。

店員の笑顔を見た客は、脳の中のミラーニューロンが、笑顔から推察される「幸せな気分」に共感し、同じような気分になるのです。

もちろん、この効果はすぐに客の購買行動を決めるほどのものではありませんが、初めて入った店で店員が無表情でいるのと笑顔でいるのとでは、実感として気分が大きく違うことはおわかりだと思います。

次に、店員が笑顔でいることとの店員自身への影響ですが、こちらのほうは「笑う門には福来る」をはじめとして、様々なことがいわれていますね。

科学的な研究としては、カンザス大学のタラ・クラフト教授らのグループが行ったものがあります。それによると人はストレスを感じたあと、笑顔になると心拍数が下がることが判明しています。

彼らは3グループに分けた169人の大学生を対象に実験を行いました。第1のグループの被験者には「笑わない」、第2のグループには「箸をくわえて無理に笑顔を作る」、第3のグループには「本当に笑う」という条件をつけました。

そしてそのまま、氷水に手を入れたり、鏡の中のものの動きを利き手以外の手で追ったりなど、ストレスを受ける作業をさせられました。実験中に研究者たちは被験者の心拍数を計測し、被験者は実験後にストレスのレベルを自己申告で報告しました。

その結果、第1の「笑っていない」グループと比べて、第2、第3の「笑っていた」グループはストレスのレベルが低く、ネガティブな感情も少ないこと、特に本物の笑顔のグループは、作業中の心拍数も低いことがわかりました。

この実験は、実際に楽しいかどうかにかかわらず、笑顔になるということ自体がストレスを軽減させるということを示しています。

オットー・フォン・ゲーリケ・マグデブルク大学のミュンテ博士によると、顔が笑う形になることで表情筋が動き、脳の報酬系が刺激されるのだそうです。またしても報酬系がヒトの幸せに関与していたのです。

幸福度の高い人ほど、死亡リスクが低い

「人生で一番大事なことは？」という問いに対しての答えは一つではないと思います。しかしその一つに「幸せになること」が入らない人はほとんどいないでしょう。

幸せとは何か、と言われるとそれだけで議論が沸騰してしまうのですが、幸福度を測定するというタイプの研究では、幸福度をその人の内観で点数化してもらい、その点数をアンケートで答えてもらうという方法をとります。つまり「本人が幸せと感じる状態」が幸せであるというわけです。

これは便宜的な方法で、例えば「どんな性格の人が幸せになれるか」という課題には使えません。「どんな状態でも幸せと感じられる人が幸せになれる」という結果が出てしまうからです。

しかし寿命や死亡率という、本人の性格や内面とは関係のない指標と比較するならば意

味のある調査になります。そして結論から言いますと、幸せな人はそうでない人に比べて約10年長生きし、死亡リスクが35パーセント低いという結果が出ています。

この研究を行ったのはユニヴァーシティ・カレッジ・ロンドンのアンドリュー・ステプトウ教授です。彼はまず52〜79歳の約３８００人を対象に、幸せかどうかを5段階評価でアンケート調査しました。

５年後、参加者の状況を追ったところ、もっとも幸福度の高いグループは死亡率が３・6パーセント、幸福度がもっとも低いグループは死亡率7・３パーセントと大きな差が開きました。もちろん死亡率には年齢や健康状態など様々な要因が絡みますが、それらを考慮した結果、もっとも幸福度の高い人は幸福度の低い人に比べると、死亡リスクが35パーセントも低いことがわかったのです。

幸せと寿命

近年の研究で、日々をどのような気分で過ごすかが、どうも人間の健康と寿命に関係するらしい、ということがわかってきました。

さらに、抑鬱や不安感を抱えていたり、日々の活動に楽しみがなかったり、悲観的だったりすると、病気にかかる危険性や短命となる可能性も高いということも明らかになりました。

これは、イリノイ大学心理学部名誉教授でギャラップ社シニア・サイエンティストのエド・ディーナー博士が行った、人間及び動物を対象とした160本以上の研究を分析したメタ解析による調査結果です。

この中にはカトリックの修道院の180人の尼僧を生涯にわたり追跡した「尼僧研究」が含まれています。なぜ修道院が選ばれたのかというと、生活環境が均一で、個人個人の幸福感が環境の違いによる影響を考えずに済むためです。この研究では尼僧の幸福感と生存率に相関が見られました。

ほかにも、約5000校の大学教員を40年間追跡調査した研究や、40〜69歳の日本人男女約8万8000人を対象とした研究、地震などの自然災害や戦地での恐怖を体験した人々の健康状態と寿命に関する研究などが含まれます。これらの調査から、幸福感と健康や寿命に明らかな相関がある、ということがわかったのです。

ここで注意しなければいけないのは、「相関関係」と「因果関係」の違いです。

例えば、健康に不安があったり自殺を考えたりする人は気分も落ち込みやすいですよね。

つまり「幸せを実感していないから寿命が短い」のではなく「健康や経済の不安を抱えているから、幸せを感じられない」という可能性があるのです。研究者はこれら健康や経済の要素の与える影響を注意深く排除し、それでも残った寿命の差を幸せの実感の効果としています。

幸せの実感をはじめとする諸要素が寿命に与える効果は、運動の3倍の影響がある、とディーナー博士は主張しています。

さて、脳科学はこれらの結果をどう解釈するのでしょうか。実は、ドーパミンや報酬系の長期的効果が健康や寿命に対してどのような生理的影響を与えるのか、まだはっきりとはわかっていません。しかし、おそらく、神経伝達物質としてはセロトニンが関与しているのではないかと考えられています。

脳内のセロトニン不足は、不安神経症やうつ病の原因になるとされています。一方、ヒトが「他人との結びつき」「幸福感」を感じるとき、脳内にはセロトニンが分泌されているのです。

健康を保つには多くの要素が必要であり、単純にセロトニンの多寡だけで決まるものではありませんが、より健康的な生活や自分の寿命を考えたとき、同じ環境なら、より幸福を感じられるように日々を過ごすほうが、どうやら得なようだ、とはいえるかもしれません。

自己実現の欲求——マズローの欲求段階説

「マズローの欲求段階説」とは自己実現理論ともいい、アメリカ合衆国の心理学者、アブラハム・マズローが、「人間は絶えず『自己実現』に向かって成長する」という仮定のもとで、人間の欲求を5段階で理論化したものです。その5段階とは、

(1) 生理的欲求

生命維持のための食事・睡眠・排泄など。ほかの動物は基本的にこのレベルにとどまる。

(2) 安全の欲求

身体の安全や経済的安定性、健康や生活水準などの安定性で、一般の大人はこのレベルもクリアしている。

(3) 所属と愛の欲求

誰かに愛されている、認められている、どこかに所属しているという感覚が満たされないと孤独を感じ、社会的不安や鬱状態になる原因となる。

（4）承認（尊重）の欲求

所属する集団から価値ある存在と認められ尊重される欲求。尊重には、

①他者からの尊敬、地位、名声、利権、注目などを求める

②自己尊重感、技術や能力の習得、自己信頼感、自立性などを求めるものがある

妨害されると、劣等感や無力感などの感情が生じる。

（5）自己実現の欲求

（1）～（4）がすべて満たされた上で、

自分の持つ能力・可能性が十分に発揮され具現化する、つまり自分が理想とする姿になるという欲求。

マズローは（1）～（4）の欲求を欠乏欲求、（5）を存在欲求といい、自己実現を果たした人は少なく、さらに自己超越に達する人は極めて少ないと考えました。

この図式を是とするか否かには議論はありますが、多くの人に受け入れられている構図であることから、実態とそう掛け離れたものではないとはいえるでしょう。

その前提で考えを進めると、これまでに見てきた報酬系の働きのうち、生理的報酬は（1）、金銭的報酬は（2）、社会的報酬は（3）及び（4）-①を満たすものと考えられます。

さて、ではそれ以上の欲求にも報酬系は関与しているのでしょうか。

例えば（4）-②で、自分の実力や自分と周囲との信頼関係に自信を持つような出来事に遭遇した場合、報酬系には何らかの活性が見られるのでしょうか。また（5）で自分のために用意されたようなポジションにつき、実力をいかんなく発揮していると感じたとき、報酬系は活発に反応しているのでしょうか。

この図式に準拠すれば、ヒトのすべての欲求は（5）の実現のためにあるように思えます。そこに至ることは困難な道かもしれません。しかし、ヒトがこれを目指すようにプログラムされた存在なら、そこにも報酬系が間違いなく働いているはずです。

実験デザインを構築するのが難しいため、まだそこまでは、脳科学的なエビデンスが得られていないのが現状です。若い科学者のみなさんにぜひ、こうした課題に取り組み、ヒトの快楽や幸福、認知の構造をさらに解明していってもらえたら、こんなに素晴らしいことはないと思っています。

主要参考文献

- Acevedo BP, Aron A, Fisher HE & Brown LL. 2012. *Neural correlates of long-term intense romantic love*. Social cognitive and affective neuroscience, 7(2), 145-159.
- Aron A, Fisher H, Mashek DJ, Strong G, Li H & Brown LL. 2005. *Reward, motivation, and emotion systems associated with early-stage intense romantic love*. Journal of neurophysiology, 94(1), 327-337.
- Bliss T, Lomo T. 1973. *Long-lasting potentiation of synaptic transmission in the dentate area of the anaesthetized rabbit following stimulation of the perforant path*. J Physiol 232 (2): 331-56. PMID 4727084.
- Bliss T, Gardner-Medwin A. 1973. *Long-lasting potentiation of synaptic transmission in the dentate area of the unanaestetized rabbit following stimulation of the perforant path*. J. Physiol. (Lond.) 232 (2): 357-74.
- Boyce CJ, Brown GD & Moore SC. 2010. *Money and Happiness Rank of Income, Not Income, Affects Life Satisfaction*. Psychological Science, 21(4), 471-475.
- Breiter HC, Aharon I, Kahneman D, Dale A & Shizgal P. 2001. *Functional imaging of neural responses to expectancy and experience of monetary gains and losses*. Neuron, 30(2), 619-639.
- Clark L, Lawrence AJ, Astley-Jones F & Gray N. 2009. *Gambling near-misses enhance motivation to gamble and recruit win-related brain circuitry*. Neuron, 61(3), 481-490.
- Desimone R, Albright TD, Gross CG & Bruce C. 1984. *Stimulus-selective properties of inferior temporal neurons in the macaque*. The Journal of Neuroscience, 4(8), 2051-2062.

・Diener E & Chan MY. 2011. *Happy People Live Longer: Subjective Well - Being Contributes to Health and Longevity*. Applied Psychology: Health and Well - Being, 3(1), 1-43.

・Donaldson ZR & Young LJ. 2008. *Oxytocin, vasopressin, and the neurogenetics of sociality*. Science, 322(5903), 900-904.

・Duncker K. 1945. *On Problem Solving*. Psychological Monographs 58(5), i-113. American Psychological Association.

・Fiorillo CD, Tobler PN & Schultz W. 2003. *Discrete coding of reward probability and uncertainty by dopamine neurons*. Science, 299(5614), 1898-1902.

・Fisher H, Aron A & Brown LL. 2005. *Romantic love: an fMRI study of a neural mechanism for mate choice*. Journal of Comparative Neurology, 493(1), 58-62.

・Fliessbach K, Weber B, Trautner P, Dohmen T, Sunde U, Elger CE & Falk A. 2007. *Social comparison affects reward-related brain activity in the human ventral striatum*. Science, 318(5854), 1305-1308.

・Georgiadis JR & Holstege G. 2005. *Human brain activation during sexual stimulation of the penis*. Journal of Comparative Neurology, 493(1), 33-38.

・Glucksberg S. 1962. *The influence of strength of drive on functional fixedness and perceptual recognition*. Journal of Experimental Psychology 63: 36–41.

・Glucksberg S. 1964. *Problem solving: Response competition and the influence of drive*. Psychological Reports, 15(3), 939-942.

・Glucksberg S & Weisberg RW. 1966. *Verbal behavior and problem solving: Some effects of labeling in a functional fixedness problem*. Journal of experimental psychology, 71(5), 659.

- Gross CG, Rocha-Miranda CE & Bender DB. 1972. *Visual properties of neurons in inferotemporal cortex of the Macaque*. Journal of neurophysiology. 35(i), 96-111.
- Heath RG. 1963. *Electrical self-stimulation of the brain in man*. American Journal of Psychiatry 120: 571-577.
- Holstege G, Georgiadis JR, Paans AM, Meiners LC, van der Graaf FH & Reinders AS. 2003. *Brain activation during human male ejaculation*. The Journal of Neuroscience, 23(27), 9185-9193.
- Hughes J., Smith TW., Kosterlitz HW., Fothergill LA., Morgan BA. & Morris HR. 1975. *Identification of two related pentapeptides from the brain with potent opiate agonist activity*. Nature, 258(5536), 577-580.
- Israel S, Lerer E, Shalev I, Uzefovsky F, Reibold M, Bachner-Melman R, ... & Ebstein RP. 2008. *Molecular genetic studies of the arginine vasopressin 1a receptor (OXTR) in human behaviour: from autism to altruism with some notes in between*. Progress in brain research, 170, 435-449.
- Izuma K, Saito DN & Sadato N. 2010. *Processing of the incentive for social approval in the ventral striatum during charitable donation*. Journal of Cognitive Neuroscience, 22(4), 621-631.
- Jasper H. and Penfield W., 1954. *Epilepsy and the Functional Anatomy of the Human Brain*. 2nd edition., Little, Brown and Co.
- Kafka MP. 2010. *Hypersexual Disorder: A proposed diagnosis for DSM-V*. Archives of Sexual Behavior, 39, 377–400.
- Knafo A, Israel S, Darvasi A, Bachner - Melman R, Uzefovsky F, Cohen L, ... & Ebstein RP. 2008. *Individual differences in allocation of funds in the dictator game associated with length of the arginine vasopressin 1a receptor RS3*

promoter region and correlation between RS3 length and hippocampal mRNA. Genes, brain and behavior, 7(3), 266-275.

・Kraft TL & Pressman SD. 2012. *Grin and Bear It The Influence of Manipulated Facial Expression on the Stress Response*. Psychological science, 23(11), 1372-1378.

・Lim MM, Murphy AZ & Young LJ. 2004. *Ventral striatopallidal oxytocin and vasopressin V1a receptors in the monogamous prairie vole (Microtus ochrogaster)*. Journal of Comparative Neurology, 468(4), 555-570.

・Lomo T. 2003. *The discovery of long-term potentiation*. Philos Trans R Soc Lond B Biol Sci 358 (1432): 617-20.

・Moan CE. & Heath RG. 1972. *Septal stimulation for the initiation of heterosexual activity in a homosexual male*. Journal of Behavior Therapy and Experimental Psychiatry 3: 23-30.

・Olds J, Milner P. 1954. *Positive reinforcement produced by electrical stimulation of septal area and other regions of rat brain*. 1954. Journal of Comparative and Physiological Psychology. 47(6):419-27.

・Olds J. 1958. *Self-Stimulation of the Brain*. Science. 127:315-324.

・Pert CB, Snyder SH. 1973, *Opiate receptor: demonstration in nervous tissue*. Science 179 (4077): 1011–4.

・Rupp HA & Wallen K. 2008. *Sex differences in response to visual sexual stimuli: A review*. Archives of Sexual Behavior, 37(2), 206-218.

・Safron A, Barch B, Bailey JM, Gitelman DR, Parrish TB & Reber PJ. 2007. *Neural correlates of sexual arousal in homosexual and heterosexual men*. Behavioral Neuroscience, 121(2), 237.

・Schwartz EL, Desimone R, Albright TD & Gross CG. 1983. *Shape recognition and inferior temporal neurons*.

Proceedings of the National Academy of Sciences, 80(18), 5776-5778.

・Strassman RJ, Qualls CR. 1994. *Dose-response study of N,N-dimethyltryptamine in humans. I. Neuroendocrine, autonomic, and cardiovascular effects*. Archives of General Psychiatry 51(2): 85–97.

・Strassman RJ. 1996. *Human psychopharmacology of N,N-dimethyltryptamine*. Behavioural Brain Research 73(1–2): 121–4.

・Strassman RJ. 2001. DMT: The Spirit Molecule. *A Doctor's Revolutionary Research into the Biology of Near-Death and Mystical Experiences*. Rochester, Vt: Park Street.

・Steptoe A & Wardle J. 2011. *Positive affect measured using ecological momentary assessment and survival in older men and women*. Proceedings of the National Academy of Sciences, 108(45), 18244-18248.

・Suedfeld P, Glucksberg S & Vernon J. 1967. *Sensory deprivation as a drive operation: effects upon problem solving.* Journal of experimental psychology, 75(2), 166.

・Wiswede D, Münte TF, Krämer UM, Rüsseler J. 2009. *Embodied Emotion Modulates Neural Signature of Performance Monitoring*. PLoS ONE 4(6): e5754.

・Young LJ, Nilsen R, Waymire KG, MacGregor GR & Insel TR. 1999. *Increased affiliative response to vasopressin in mice expressing the V1a receptor from a monogamous vole*. Nature, 400(6746), 766-768.

・Young LJ & Wang Z. 2004. *The neurobiology of pair bonding. Nature neuroscience*, 7(10), 1048-1054.

・Zhang Y, Proenca R, Maffei M, Barone M, Leopold L and Friedman JM. 1994. *Positional cloning of the mouse obese gene and its human homologue*. Nature, 372: 425-432.

著者略歴

中野信子《なかののぶこ》

医学博士、脳科学者。東日本国際大学客員教授。
東京都出身。東京大学工学部卒業後、
二〇〇四年、東京大学大学院医学系研究科医科学専攻修士課程修了。
〇八年、東京大学大学院医学系研究科脳神経医学専攻博士課程修了。
同年から一〇年まで、フランス原子力庁サクレー研究所で研究員として勤務。
フジテレビ「平成教育委員会2013!! ニッポンの頭脳決定戦SP」で優勝、
「日本一優秀な頭脳の持ち主」の称号を得る。著書に
『東大卒の女性脳科学者が、金持ち脳のなり方、全部教えます。』(経済界)、
『成功する人の妄想の技術』(ベストセラーズ)、
『科学がつきとめた「運のいい人」』(サンマーク出版)、
『世界で通用する人がいつもやっていること』(アスコム)などがある。
「情報プレゼンター とくダネ!」「ホンマでっか!?TV」など、
テレビ番組のコメンテーターとしても活動中。
世界で上位2%のIQ所有者のみが入会できるMENSAの会員。

幻冬舎新書 334

脳内麻薬

人間を支配する快楽物質ドーパミンの正体

二〇一四年一月三十日 第一刷発行
二〇一四年三月十五日 第七刷発行

著者 中野信子

発行人 見城 徹
編集人 志儀保博
発行所 株式会社 幻冬舎
〒一五一-〇〇五一 東京都渋谷区千駄ヶ谷四-九-七
電話 〇三-五四一一-六二一一(編集)
〇三-五四一一-六二二二(営業)
振替 〇〇一二〇-八-七六七六四三
ブックデザイン 鈴木成一デザイン室
印刷・製本所 株式会社 光邦

検印廃止

Printed in Japan ISBN978-4-344-98335-9 C0295
な-17-1

幻冬舎ホームページアドレス http://www.gentosha.co.jp/
*この本に関するご意見・ご感想をメールでお寄せいただく場合は、comment@gentosha.co.jp まで。